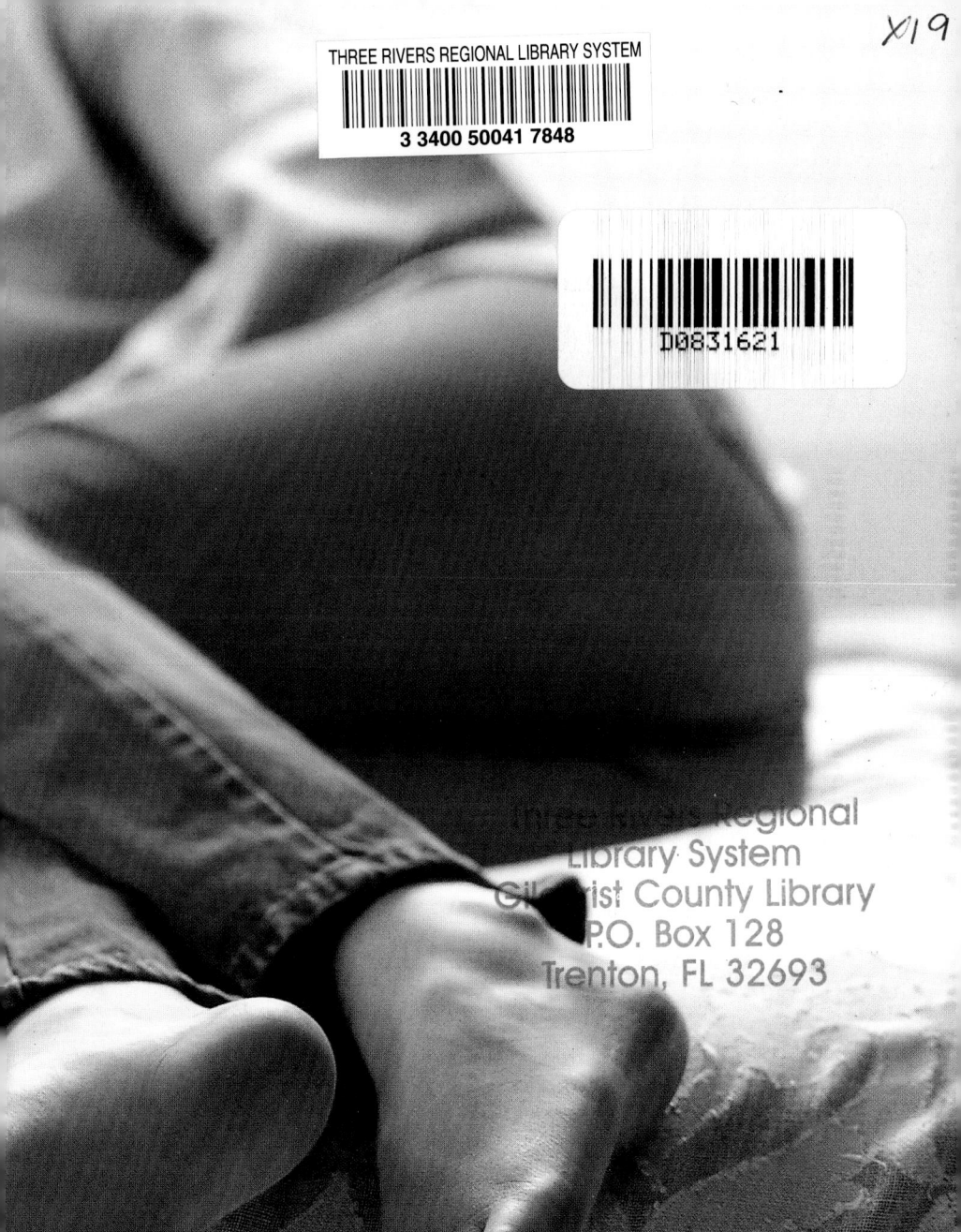

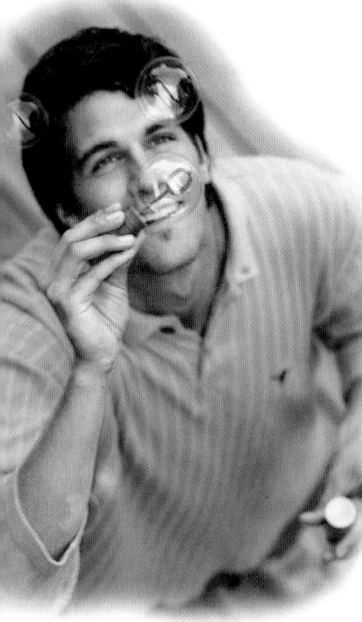

Contenido

Happy Hour

Relajarse, muy sensual

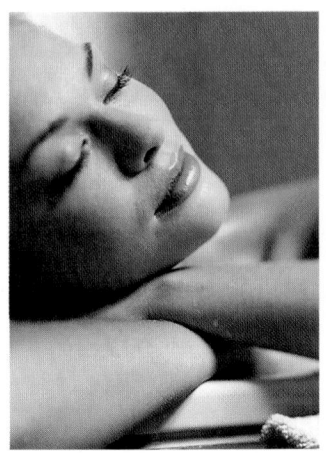

Cuerpo y alma

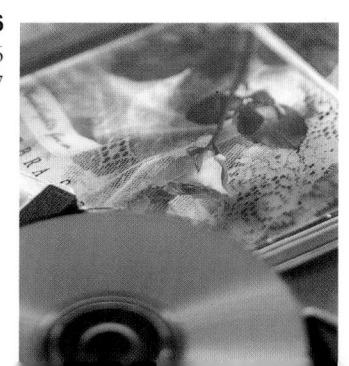

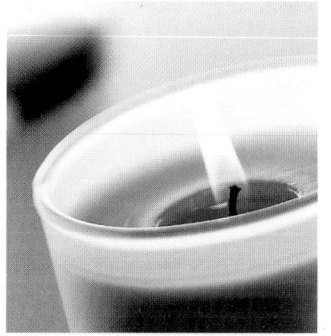

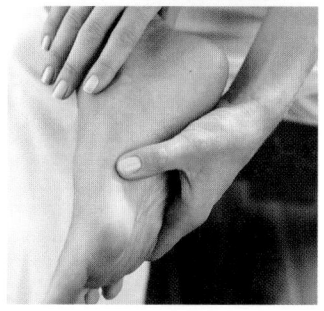

Happy Hour

Simplemente relajarse y reposar con placer

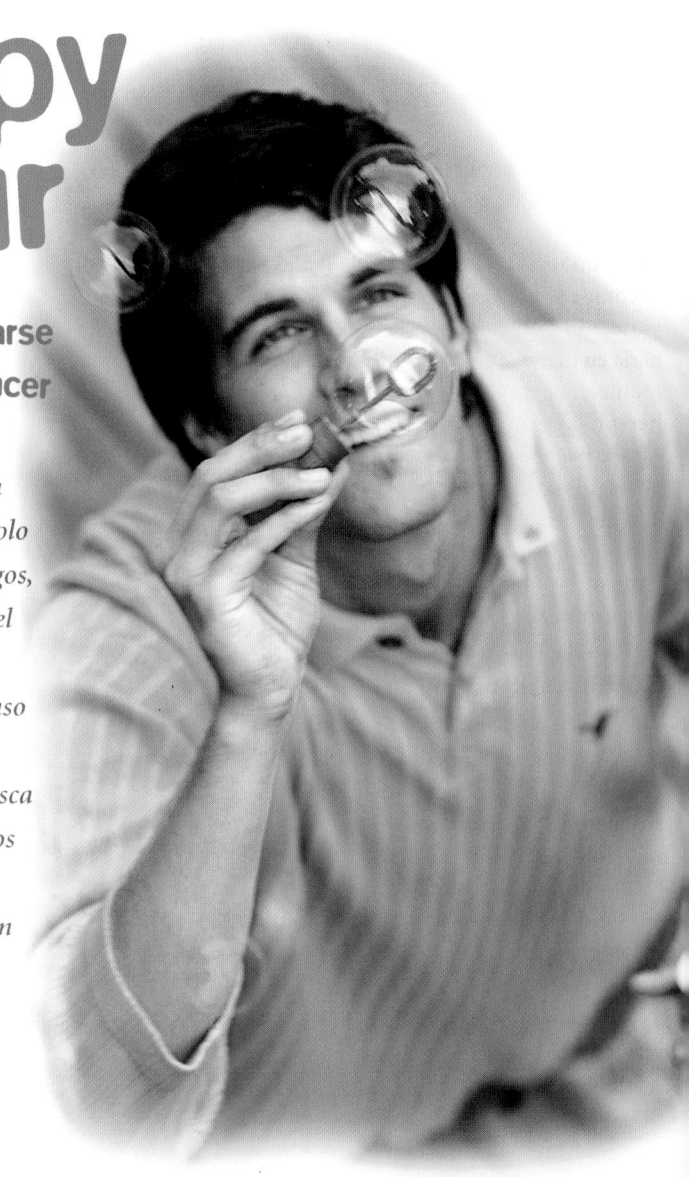

Da igual el plan que haya después del trabajo: sea solo en casa, salir con los amigos, una noche divertida con el mejor amigo o una cita excitante; en cualquier caso necesitamos una buena proporción de energía fresca todos los días. Con rápidos trucos de relajación, los acumuladores se llenan en un momento.

Después del trabajo, ¡relájese!

La presión de las entrevistas, el teléfono que no deja de sonar, la comida en el bar, que es como un tiro en el estómago; el compañero que pone nervioso... El capitán Kirk ordenaría en este momento: "¡Anímame, Scottie!" Pero una persona normal no puede escaparse así como así del estrés. Y las vacaciones que tienen que llegar parecen estar a años luz... ¡Que no cunda el pánico! Hay un objetivo de relajación que está muy cerca.

Relajarse se puede conseguir con facilidad

El viaje lleva a las cuatro propias paredes. Se puede desplazar rápidamente a un par de grados de latitud en dirección al mundo del bienestar. Muy recomendado: dejarse llevar bien cuando acabe la jornada o en los días de fiesta.

Relajarse no le hace perder el tiempo con programas detallados: sólo sabrá lo que usted necesita en ese momento, si quiere salir rápidamente de la cólera. No se requieren conocimientós previos.

Algo para cada uno

Este libro se divide en tres partes.

● La primera le descubre cómo puede experimentar en su casa la sensación de estar en una isla y cómo puede hacer de ella un sensual oasis. Descubrirá cómo la música le llevará al ambiente que desea por la noche. Sonidos armónicos que contribuirán en la relajación o canciones licenciosas que le llevarán al curso de salida con buen humor. Sólo faltan los movimientos energéticos, y el recorrido de pistas puede empezar.

● En el capítulo de "relajamiento", los aceites esenciales llevan a la mejor forma el cuerpo y la mente. El dolor de cabeza a causa de la tensión, que está a medio camino entre el trabajo y la diversión, desaparece con menta y otros trucos. En la bañera, el estrés desaparece con algas, sal y otros aditivos aromáticos. Y, para que estemos al corriente, nuestras piernas, que se cansan extremadamente, también obtienen un pequeño extra.

● "Cuerpo y Alma" le presenta ejercicios con los que puede desconectar del día y con los que puede estimular las hormonas de la suerte. El cuerpo, al hacer footing, distribuye mucha endorfina. Los movimientos desagradables se ponen en posición de relajamiento y se ahuyenta los nervios con mudras, figuras de dedos sencillas de la medicina asiática. Fortalecer el flujo energético y deshacerse de la presión; esto va bien con el Qi Gong. Es bueno conocer lo que se puede y no se puede en el masaje, las bases del shiatsu y de la acupresión. Para que por la mañana se note lo relajada que fue la noche, antes de dormir hay trucos mágicos de belleza de la India. ¡Le deseamos que se lo pase bien!

La ligereza
del ser

Antes de nada, una cosa: todos nuestros magníficos trucos para después de la jornada laboral le servirán sólo en el caso de que durante el día acabe completamente agotado. Por ello no cuente sólo con que llegue la noche para repostar energías. Con esto se exigiría desesperadamente muchísimo.

Relájese, esto funciona también en las pequeñas pausas y en bonitos momentos durante el día.

Relajado también durante el día

En los hoteles colgamos sin pensarlo y durante el mayor tiempo posible los carteles de "Por favor, no molestar" que nos dejan en la habitación. En los días normales nos olvidamos de ellos: las normas del ajetreo cotidiano se mantienen y se atiende muy poco a los sentimientos.

El día no debe empezar con un café y con un salto al autobús, pasar en tiempo frenético por delante de un bar, ser coronado por la organización del caos y acabar el día sin poder dormir y con pensamientos complicados.

Las pausas no son ningún lujo

"Quien no se toma su tiempo, tampoco lo tiene", presagian de forma pesimista los "managers del tiempo". Siempre hay cinco minutos y las pausas no son ningún lujo, sino que son importantes para que el estrés no nos coja. Dormir suficientemente, una buena alimentación, respirar profundamente y las fases de relajación refuerzan el sistema inmunológico y disminuyen el riesgo de caer enfermo. Las pausas son también necesarias para que nuestro nivel enérgico esté en equilibrio. O para aumentarlo o disminuirlo, según sea necesario. Debemos aprender a escuchar las señales corporales y anímicas durante el día, reconocer y equilibrar a tiempo los problemas; entonces no llegamos con tanta rapidez a nuestros límites.

Más alegría de vivir

El dramaturgo y poeta inglés Oscar Wilde apuntó deprimido a finales del siglo XIX: "Aún hay mucho que hacer en el terreno de la investigación del alma. Sólo hemos rozado la superficie del alma, nada más." En ello hasta hoy no ha cambiado nada. El alma es inabarcable, pero nos tiene permanentemente controlados. Nos baña con hormonas que nos hacen increíblemente felices, aunque a veces también infinitamente tristes. Las debilidades las guarda en la cabeza, en los pensamientos.

Los pensamientos dirigen los sentimientos

Siempre pensamos. O bien reflexionamos o pensamos de antemano. Interpretar, sacar las consecuencias y sus correspondientes sentimientos. Nuestro estado de ánimo determina cómo valoramos una situación; cuanto más crítica y negativa sea, el humor será

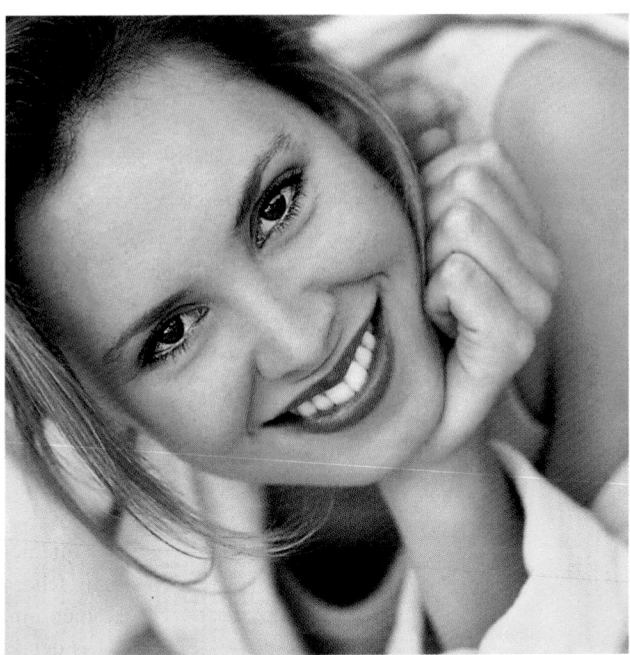

Los descansos no son ningún lujo y normalmente no cuestan más de una sonrisa.

peor. Algo de serenidad y de firme confianza aumentan la disposición del ánimo. Es evidente que todos estamos de vez en cuando de mal humor. Pero no debemos entregarnos a estas tendencias. Mayoritariamente, éstas vuelven a desaparecer. A veces completamente por sí solas, otras veces con un poco de ayuda. Si sabemos lo que nos hace estar nerviosos, tristes, rabiosos, decaídos y agresivos, podemos mejorar una situación incómoda. A veces sólo hacen falta un par de trucos de diversión para volver a ser felices.

Cuerpo y alma

La vida es más fácil cuando el alma recibe impulsos positivos del cuerpo; el cuerpo y el alma están pegados, son inseparables. Si a uno le va mal, puede que la otra parte tampoco se encuentre bien. Por eso, al alma le va bien todo lo que al cuerpo le gusta. Por ejemplo, el hacer deporte. Aporta energía y las hormonas de la suerte se ocupan de que se tenga una buena sensación. A la inversa, el cuerpo gana cuando el alma se mima. Por ejemplo, con música. La canción preferida queda grabada en el cerebro llena de entusiasmo, lo que desencadena en el cuerpo una serie de procesos químicos. Así, la producción de hormonas se regula, los latidos del corazón se estabilizan, la respiración se vuelve más calmada, el cuerpo se abastece mejor con oxígeno.

Lo tenemos en nuestras manos: podemos vencer las tensiones, despreocuparnos de sentimientos negativos, corregir nuestra propia imagen y aumentar así las ganas de vivir, liberar la energía corporal y anímica.

¡Dejar atrás el
estrés!

¿Está totalmente molido después del trabajo? Déjelo todo tras de sí en el camino a casa.

Desconectar finalmente

Sencillamente esperando el autobús, el tren o cuando haya tráfico; también en un minuto de tranquilidad en la oficina o en casa, los siguientes ejercicios le traen paz interior y le hacen guardar distancias en el trabajo.

Surfear las olas alfas

Durante el día, nuestro cerebro transmite la onda beta: de 20 a 14 herzios. En el nivel alfa el mundo se ve de otra forma: vibraciones de 13 a 7 herzios cuentan el nervio y dejan que el cerebro vaya a la deriva en un estado casi meditativo. Puede conducir conscientemente a este estado:
➤ Siéntese relajado y cierre los ojos. Cuente, en sus pen-

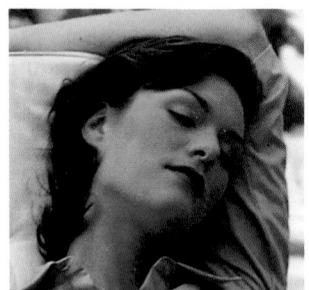

Los viajes de ensueño en olas alfa, Ideal para relajarse rápidamente.

samientos, hacia atrás de 10 a 1 y susurre un mantra, algo como: "Estoy tranquilo y sereno. Toda la tensión se desprende de mí. Disfruto de la tranquilidad." Cada pensamiento que quiera molestar la paz se irá a medida que vaya contando lentamente hacia atrás de 10 a 1. Permanezca con los ojos cerrados o mire al vacío de manera indiferente.
➤ Quien quiera abandonar el estado alfa debe contar hacia adelante desde el 1 hasta el 10. Estire los brazos y navegue relajadamente una ola más alta de nuevo en la realidad.

Pararrayos

Ally McBeal no conoce obstáculos. Si la impulsiva abogada de televisión está nerviosa, da una puntada sin piedad a las puertas de los lavabos, se pega con las compañeras o tira cosas por todas partes. Desgraciadamente, en la vida real el enfado exteriorizado daña públicamente la imagen.
Hay ejercicios isométricos que la disimulan de manera imperceptible:
➤ Tense el trasero y los muslos superiores al sentarse o al levantarse de manera cambiante y déjelo de nuevo destensado. Repítalo varias veces hasta que la sensación irritante desaparezca lentamente. Un efecto parecido lo tienen las bolas antiestrés que se aprietan pacientemente: se pueden aplastar y se pueden pegar.
➤ Los conductores pueden utilizar los semáforos en rojo para hacer reducir el estrés: agarre el volante tan fuerte como le sea posible, como si un huracán quisiera llevárse-

lo, mantenga la tensión unos segundos y luego vuélvalo a dejar suelto.

Pintar ochos

El ocho es un número mágico. Si quedan en plano es un símbolo de infinidad: no tiene ni principio ni final, se puede seguir escribiendo infinitamente.

➤ Dibujar ochos relaja infinitamente.

➤ Con la nariz, dibuje al aire ochos grandes o deje que los ojos, con los párpados cerrados, hagan ochos. Esto une la parte derecha e izquierda del cerebro y hace pensar con claridad.

En ello es importante que, a ser posible, los círculos de los ochos sean igual de grandes.

Bomba neumática

➤ Bájese en una parada y coja aire fresco para sus 70 billones de células.

➤ Cuando esté en casa abra una ventana. Respire durante un rato profundamente e imagínese la energía desgasta-

truco:

POR UNA BEBIDA

Una vez en casa puede mezclar algo de "suerte" líquida (ayuda contra el hambre voraz y contra la frustración de no poder tomar dulces). Esta bebida energética no se puede pedir en cualquier lugar, pero se puede hacer con facilidad:

➤ En la licuadora haga un puré con 100 g de yogur o kéfir con una mitad de un aguacate maduro, zumo de limón, agua mineral según guste, sal y pimienta cayena.

Cuanto más fuerte sea la bebida, mejor será para el riego sanguíneo. La pimienta proporciona vitamina B6, el aguacate, potasio, y el yogur, calcio. Este Dream-Team suaviza los nervios y procura un buen estado anímico.

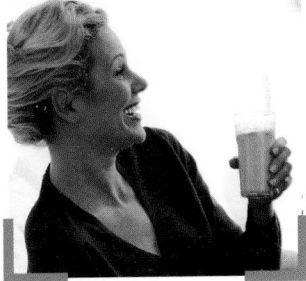

da que el cuerpo elimina y sustituye con cada respiro.

Sonreír hace feliz

El hombre necesita sesenta y cuatro músculos para poner una cara seria, 10 para una sonrisa amplia. El uso económico de la mímica conlleva una ganancia alta: Si los ángulos de la boca van hacia arriba, un músculo de cada mejilla presiona un nervio. Éste da la señal al cerebro: "Tu propietario sonríe." Al acto, empieza a soltar hormonas de felicidad, para la producción de hormonas de estrés, como el cortisol y la adrenalina. De igual manera, el sistema inmunológico se estimula, lo que fortalece los anticuerpos, produce células auxiliares T y otras células.

Lo que es asombroso es que el cerebro no sabe si su sonrisa es fingida o viene del corazón. Una sonrisa amplia siempre viene bien. Y quien, se mira en el espejo ha de reir supuestamente.

La sensación de una isla en casa

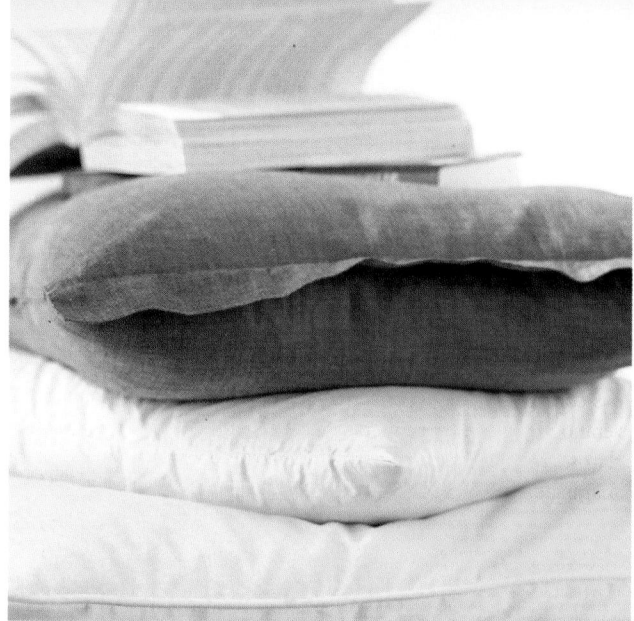

Uno puede relajarse en cualquier parte. Incluso en la Quinta Avenida de Nueva York los pensamientos pueden ser más agradables y se puede olvidar el ambiente. Pero es mucho más fácil un lugar al que nosotros mismos podamos darle forma y que ofrezca una óptima atmósfera para relajarse y para repostar: nuestras propias cuatro paredes. Una tierra de posibilidades sin fronteras.

Mi casa es mi castillo

En primer lugar, hay habitaciones vacías. Las llenamos con vida para que así sea nuestro "estar en casa". Un lugar de retiro en el que encontramos lo que echamos de menos fuera. Donde nosotros nos acercamos a nosotros mismos, podemos dejar caer la máscara y regenerarnos. El piso es el espejo de nuestra personalidad, una toma mo-

mentánea de nuestro estado anímico.

Vivir para sentirse bien

Hay algunos que se sientan en la misma mesa durante toda la vida y miran siempre en el mismo tapiz. Hay otros que no cesan de cambiar: hoy pintan las paredes en color lavanda, dos meses después en verde primaveral, cambian los muebles y redecoran. Sobre los gustos no se puede discutir. Lo más importante es que nos dejamos llevar por nuestros sentidos y no por la moda. La mayoría de la gente da mucho valor a la sala de estar, otros

invierten en la cocina. El ambiente en la habitación, según las estadísticas, carece de interés. Y eso que pasamos 23 años de nuestra vida ¡en la cama! La cocina, junto con el baño, es la habitación más pequeña. La mayoría de las fiestas acaban aquí, y es aquí donde se tienen las mejores charlas. Está claro que no las podemos trasladar a la sala de estar. Pero debe ser el espacio en el que haya un punto medio, en el que usted se sienta mejor.

➤ Según las ganas y el humor, cambie el espacio con pocos accesorios para la atmósfera. Por ejemplo, en el que se cree una unión con las estaciones del año y, con ellas, los sentimientos afines. En invierno ponga almohadas aterciopeladas, materiales pesados en colores fuertes o candelabros barrocos con velas rojas oscuras. El verano viene con espacios más claros, cortinas frescas o vasos anaranjados en la casa.

Hacer una fiesta tranquilamente de vez en cuando

Los colores agitan el alma. Pueden desprender energía selectiva y mejorar la armonía del cuerpo, el alma y el espíritu.
● El amarillo simboliza lo espiritual, activa la facultad de curación espontánea y es el antidepresivo más fuerte de todos los colores.
● El azul sirve para el alma y puede ayudar a encontrar el propio punto medio. En los dormitorios, las ropas de cama o las paredes azul claras o azul cielo tranquilizan y ayudan a hundirse con más facilidad en el mundo de los sueños.

● El rojo calienta el cuerpo, activa vivamente la circulación sanguínea, sobre todo cuando este color se mezcla con el amarillo y queda un rojo anaranjado. En las paredes, el rojo llamativo no queda bien, pues una sobredosis desprende energía negativa (más trucos en la pág. 26).

A cada uno lo suyo

Los solteros pueden pintar donde quieran, en cualquier momento; tienen ventaja segura al acomodarse. No tienen por qué comprometerse con nadie. Pero si dos personas mezclan las historias de sus vidas, normalmente chocan ideas contrarias.

● Para que los dos se sientan bien sólo hay una solución: dividir el piso. Así, cada uno tiene sus zonas, en las que se siente completamente como en casa, y puede descargar sus tensiones.

Atmósfera perfumada

También hay un truco muy efectivo para aumentar la energía de la habitación. Los aceites esenciales logran que haya al momento el ambiente deseado.
● Las lámparas de perfume, las velas, spray o popurrí pueden relajar o tranquilizar. Las doce prendas naturales más bonitas se presentan en la página 20.

truco:

HACER ZAPPING O TOMAR UN APERITIVO

Simplemente el mando a distancia y una bolsa de patatas van verdaderamente bien, aunque las palomitas de maíz irían mejor. Contienen menos grasa, mucha vitamina B_1, y manganeso. Juntos, estos materiales aportan glucosa al cerebro. Las semillas de girasol también son una buena elección: ácido linoleico, proteínas y vitamina B hacen que uno se sienta en forma hasta entrada la noche. Las ciruelas secas son ideales para los fan de las novelas policíacas, ya que la vitamina B se ocupa de calmar los nervios y es resistente al estrés.

Música
relajante

No hay lugar en la tierra en el que la música no tenga ninguna función. Ya sea con cantos oradores, tambores o sonidos, cada pueblo conoce tonos que hacen que el espíritu flote. La persona especializada los busca en un CD y escucha entusiasmada los sonidos que acaban con el estrés y traen el buen humor.

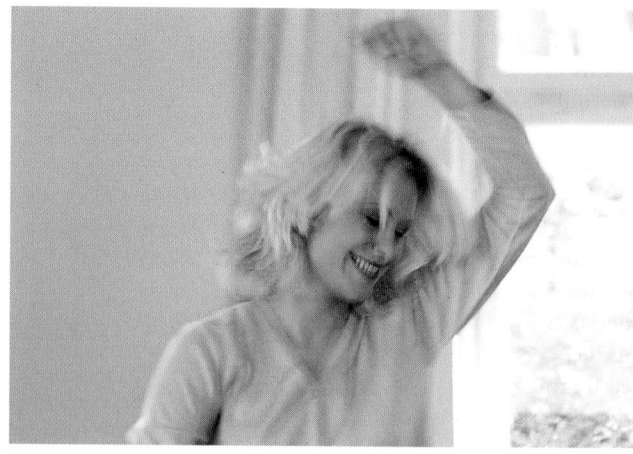

Tanto si se relaja con sonidos suaves o si quita el estrés con ritmos más calientes, la música es un deber para relajarse.

Esoterismo en el día a día

Ya han pasado los tiempos en los que la armonía de las esferas era sólo para los "müslis", los metafísicos y los terapeutas. Hoy los sonidos menos pesados atraviesan todas las capas de la sociedad: el chapotear del agua debería calmar los nervios más intensos en la consulta del dentista, los trinos de los pájaros refuerzan en un salón de belleza el efecto de la máscara facial, el canto de los delfines hacen estar en forma al más alto manager para la próxima reunión.

Los estresados pueden regenerarse en balnearios mediante los sonidos o quedar relajados en el "Sonido Líquido" con Bach en un baño de aguas salinas.

Sonatas para el alma

Lo primero que recibimos del mundo son voces. Ya en el vientre de la madre, somos todo oídos. Quien da el ritmo es el corazón de la madre, con unas sesenta pulsaciones por minuto. Los sonidos de fuera no nos pasan sin dejar rastro. El día de nuestro nacimiento ya nos lleva a recuerdos sonantes. Algunos de ellos, durante toda una vida, desencadenan en nosotros sentimientos muy profundos.

Con este conocimiento se reestablecían nuestros antepasados. En la Edad Media era obligatorio para un médico principiante estudiar música. Más tarde Mozart y Händel compusieron piezas de música para gente con depresión o con migrañas.

Terapia para la armonía interior

Ya a finales de los años 70 se redescubrió en el mundo del oeste el poder de los sonidos: desde entonces se da formación musical a los terapeutas;

los médicos y los psicólogos introducen sonidos con la intención de que sean terapéuticos:

● Para aliviar los dolores, acabar con las tensiones, para bajar la tensión arterial y para reducir la producción de las hormonas del estrés ACTH y el cortisol. La música también tiene un efecto positivo para la circulación sanguínea de los órganos y para la digestión.

Por qué reacciona

La música, al igual que el organismo, se compone de ritmos que excitan o que calman. El corazón palpita a su propio ritmo, los vasos sanguíneos se dilatan y se contraen según un patrón muy determinado, los nervios y la respiración reaccionan por impulsos. En una situación de relajación el corazón sigue con su ritmo corriente. El estrés, el miedo o el dolor le hacen ir a descompás.

Y es aquí exactamente donde entran los terapeutas musicales: estimulan los ritmos interiores para volver a dejarnos en el modo de relajación a unos sesenta latidos por minuto.

consejo:

INTENTONA

¿Tiene algo planeado para la noche, pero hay algo que enérgeticamente flaquea? Lo siguiente le lleva de nuevo a su curso:

➤ Las bebidas ligadas a la forma de vida, como la cafeína, la taurina o el guaraná, no dejan que nadie vuele más alto que una taza de café: contienen muchas más calorías, parte de sustancias aditivas, como medios para engordar, emulgentes o colorantes.

➤ Los dietistas aconsejan a los voluntarios de la intentona el "pequeño negro": *espresso*.

Éste estimula la parte central del sistema nervioso en un espacio de tiempo de 30 minutos, hace sentirse más despejado y más enérgico y sólo contiene la mitad de cafeína al igual que el café flojo. La cafeína del espresso pierde su efecto después de tres horas, persigue a los juerguistas cansados en la pista de baile, pero no en el sueño. Quien quiera marcharse con una porción de hormonas de alegría añade antes del preparado al café en polvo una pizca de canela o de moscatel. Los aceites esenciales contenidos llegan al cerebro despejadamente.

➤ El té de jengibre va siempre bien. Va bien para la circulación sanguínea, activa la circulación, calienta en invierno y refresca en verano: pelar un trozo de bulbo de jengibre y cortarlo a trocitos. Hervir medio litro de agua y dejar que hierva a fuego lento unos 20 minutos. Añadir medio litro de leche y volver a dejar hervir; azúcar a gusto.

➤ Naturalmente es muy recomendable la bebida de aguacate de la página 9. A divertirse en la pista...

Para cada ambiente

Pura relajación

La relajación inmediata lista para el uso en casa la proporcionan los CDs con las letanías de los lamas del Tíbet, los coros gregorianos, las arpas celtas, los cantos tribales de la India, sonidos de la naturaleza o sonidos de los planetas.
Una ojeada a las listas de ventas es la prueba segura de que la música de relajación es adecuada para las masas: así pues, Oliver Shanti & Friends arrastran como novedad con su discreto etno-pop en las cincuenta mejores posiciones. En los Estados Unidos hay incluso listas para los albas del New Age.

¡Pruébelo!

Qué música relaja a cada uno es algo tan individual como la oreja misma. Hay algunos a quienes les entusiasma la música celestial, otros se dejan llevar desde los más profundo por el ritmo caliente de la salsa y otros olvidan los nervios del día a día con el Heavy Metal.
➤ Quizá debería escoger los CDs de su colección en función del ambiente. En cualquier caso siempre va bien cantar bajo la ducha o poner la música de Tina Turner en el coche, y cuanto más alta, mejor. La tonalidad es absolutamente igual, sólo depende de los sentimientos.

Apartar el estrés bailando

➤ Si aún por la noche desea ir a la pista de baile, y necesita alguna cosa que le reanime después de un día estresante, la música que hace mover el cuerpo ayuda: salsa, merengue, son cubano, hip hop o rock, según el gusto. Disfrute de su canción preferida en un volumen de sonido normal y déjese hacer feliz por el

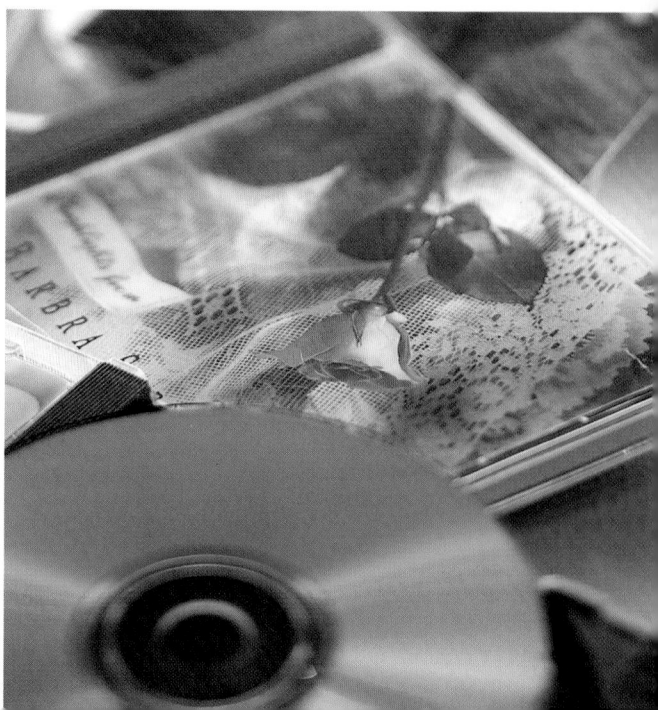

ritmo. El bailar hace que su corazón lata más deprisa, aumenta el buen humor y le hacer estar en forma para una larga noche.

➤ Relajarse con música después del trabajo es un concepto que hay en muchos clubes. Mayoritariamente invitan los jueves a un "acontecimiento de después del trabajo". Sin el lujo del traje de fiebre del sábado noche, se va directamente de la mesa de trabajo a la pista de baile. En las revistas municipales hay lo que se ofrece en cada lugar. Sólo debe decidir adónde le lleva la mente: ¿Estarp en un *club-sound* con una bebida llamativa colgando de la mano? Para quien le resulte muy insoportable, seguramente prefiere el rock y tocar la guitarra.

➤ Y si de vez en cuando la fiesta dura hasta la mañana, no importa. Para el viernes, que dura poco, se necesita la mitad de energía.

consejo:

Para que no tenga que estar probando mucho rato, o tenga que ir de compras para encontrar la música adecuada, hemos seleccionado unos CDs que le recomendamos de todo corazón. El primer paso para lograr esa relajación.

NUESTRO TOP TEN DE LA RELAJACIÓN

➤ "The Chill Out Album" Vol. 1-2 (WSM)

➤ "Mozart in Egypt" (Virgin Classics)

➤ Concierto de Brandenburgo. Núm. 6 adagio ma non tanto

➤ Kid Loco: "A grand love story" (eastwest)

➤ Lebensart Music: "One" y "Dos" (Edel)

➤ Café del Mar, Vol. 1-7 (Mercury)

➤ Millenia Nova: "Slow E-Motion Sightseeing" (Virgin)

➤ David Sylvian: "Dead Bees on a Cake" (Virgin)

➤ Coffeeshop Vol. 3 "Finest selection of Chillout Traxx"(Edel)

➤ Air: "The Virgin suicides" (Virgin)

NUESTRO TOP TEN DE BUEN HUMOR

➤ Buena Vista Social Club (Eastwest)

➤ Aretha Franklin: "Best Of" (Arista)

➤ Gloria Estefan: "Mi Tierra" (Sony)

➤ Tom Jones: "Best Of" (Eastwest)

➤ Ella Fitzgerald: "Ella Swings Lightly" (Verve)

➤ Soundtrack: "Studio 54" (Tommy Boy)

➤ Paul Simon "Greatest Hits" (Wea)

➤ Soundtrack: "Saturday Night Fever" (Polydor)

➤ Astrud Gilberto: "Gilberto's Finest Hour" (Verve)

➤ Santana: "Supernatural" (BMG)

Relajarse
muy
sensual

Simplemente reclinarse, disfrutar y relajarse magníficamente. ¿Qué tal iría con seductores y aromáticos aromas, con insinuantes aceites y buenos tés? Quien quiera sumergirse, la sal y el agua son una delicia para el baño.

Fragancias
mágicas

Perfuman como el paraíso, seducen nuestro olfato y acarician tiernamente nuestro cuerpo y alma. Los aceites esenciales penetran bajo la piel. Reaniman, relajan, crean un buen ambiente o hacen cansar; todo en función de la situación y de lo que se prefiera.

El efecto garantiza

Como las señales de humo, como las fragancias penetran en el aire, suben por la nariz hasta la cabeza y activan el sistema límbico. Esta parte del cerebro es responsable del estado anímico: envíe la orden a las glándulas de producir una hormona de sensaciones que se acomode a la percepción olfativa. La fragancia más efectiva naturalmente no tiene valor cuando ésta nos trae malos recuerdos o sencillamente despide mal olor. Pero de todas maneras hay suficiente sucedáneo. Aproximadamente unos 300 aceites esenciales se exprimen de flores,

hojas, cortezas cítricas y de maderas. Pueden reavivar, relajar, tranquilizar o reconstruir. Los aceites esenciales, en un masaje o en el baño, no tienen una reacción puramente olfativa, sino que sustancias aromáticas penetran en el riego sanguíneo a través de la piel, irrigan a través de todo el cuerpo, durante este proceso proporcionan lo mejor. Junto con las glándulas hormonales, éstas activan los órganos, refuerzan el sistema inmunológico, matan los virus y las bacterias.

Multitalentos aromáticos

Los aromas cítricos aumentan la disposición anímica. Dosis de madera tranquilizan y centran. Los aceites de hojas relajan y agudizan los sentidos y se ocupan de dejar la mente clara. La gran mayoría de los aceites aromáticos realizan un trabajo completo, se ocupan del psique y del cuerpo. El aceite de lavanda, por ejemplo, calma y equilibra, en los masajes con aceite; ayuda contra los dolores de la menstruación y

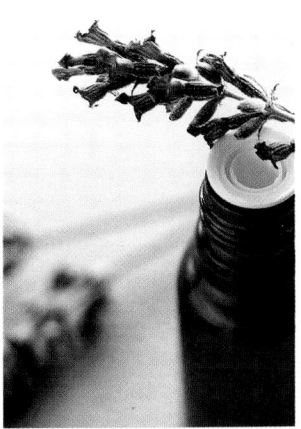

El aroma de relajación: la lavanda.

cura pequeñas lesiones cutáneas.

Importante: Sólo los aceites esenciales 100 por 100 puros de buena calidad tienen la reacción esperada. Los llamados aceites idénticos a la naturaleza o los aceites perfumados son "copias" químicas, que desprenden buen olor pero no tienen un efecto curativo.

Disfrutar con cuidado

➤ Los aceites altamente concentrados tienen que aplicarse en dosis bajas, ya que pueden crear una reacción. Y nunca deben aplicarse encima de la piel, a excepción de los aceites de lavanda y de té.

Ayudas neutrales de transporte

➤ Los aceites aromáticos necesitan una sustancia de soporte, algo así como una loción corporal neutral: en 50 ml debe mezclar como máximo veinte gotas de aceite esencial. Para los masajes llene la misma cantidad junto con 50 ml de aceite de plantas en un frasco oscuro (de la farmacia). Esta dosis no se debe superar, aunque sigue oliendo bien. Como en todo, un exceso de lo bueno tampoco va bien.

Bañarse en aceite diluido

Los aceites esenciales tienen pánico al agua. Para que no pierdan su efecto flotando en la superficie del agua, necesita lo que se llama un emulsionante:

➤ Con dos cucharadas de miel, un poco de nata o leche se diluyen de seis a diez gotas de aceite. Mezclar en una tacita, poner en agua caliente a 38 grados y durante 20 minutos disfrutarlo.

Dulce perfume aromático

➤ En las lámparas para quemar aceite los aromas se pueden extender: para habitaciones de hasta 30 m^2 bastan de cuatro a diez gotas, todo en función de la intensidad del aceite. Antes de cambiar la fragancia, limpiar bien el recipiente para que las fragancias siempre sean frescas y claras.

Oler y relajarse

Evaporación, vampiro

Los nervios excesivos tiran violentamente del equilibrio interior como un cachorro de una cuerda. Las fragancias buenas vuelven a equilibrar la balanza.

➤ El aceite esencial de la naranja, lavanda o de albahaca, nivela las emociones más irritantes, aporta claridad en los pensamientos. Para habitaciones de hasta 30 m^2 poner dos gotas por aceite aromático en la lámpara de aceite de que-

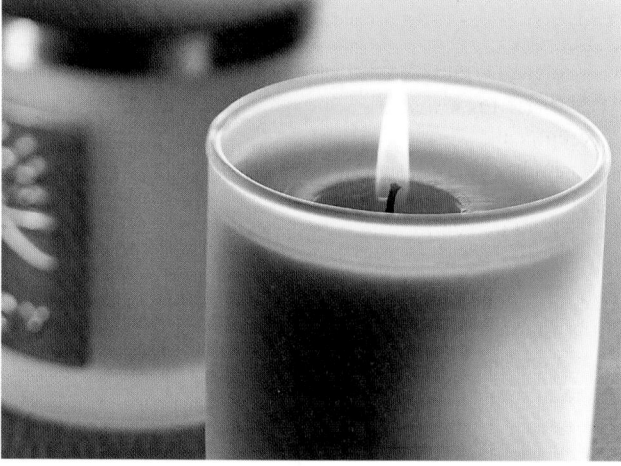

Las velas aromáticas acarician los sentidos y dan bonitas sombras a la pared.

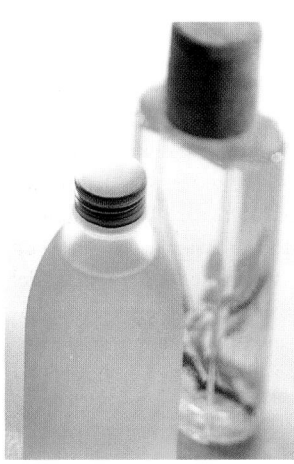

Disueltos en aceites de baño de primer calidad y ya preparados o simplemente en miel o nata, los aceites esenciales son bañeros más famosos.

mar. Respirar profundamente, cerrar los ojos y, en los pensamientos, pintar un cuadro de manera distinta. Por ejemplo un campo de flores, triste por la lluvia: de las nubes oscuras echa hilos, la hierba está lisa, los cálices de las flores están cerrados. Con cada respiro se cambia la triste imagen del cuadro imaginario: las nubes van marchando lentamente del cuadro, el sol se acerca, los colores se vuelven más frescos, las flores levantan sus cabezas,

las abejas llegan a sus coloreadas hojas.

La princesa de menta

La menta fresca ahuyenta los ligeros dolores de cabeza y evita la migraña.

➤ El aceite de menta en una solución de 100 por 100 (en la farmacia) frotado en las sienes estimula los sensores del frío y relaja la musculatura.

Luz de limón

➤ Las velas con fragancia de limón relajan sin hacer expandir más el cansancio. Esto le convierte en el perfecto proveedor antes del comienzo de una activa noche.

Aún no le dé mucha importancia a este fin. Cuando hay luz crepuscular, la glándula pineal empieza a disparar melatonina. Esta hormona controla el reloj biológico; cuando falta luz gira la aguja del reloj a la hora de dormir y entramos en un estado soñoliento. Por ello, es mejor que antes de salir encienda una media hora la iluminación, todo lo que las bombillas puedan dar.

Reposo provenzal

Reposar y adormecerse con placer, un sueño que también se puede cumplir en casa.

➤ Antes de irse a dormir poner tres gotas de aceite de lavanda alrededor de la almohada sobre la sábana o poner saquitos de lavanda en las ranuras de las camas. Esto relaja los sentidos y mantiene a distancia el día siguiente.

truco:

TÉS AROMÁTICOS

Tés aromáticos de hierbas y especias que muchos aceites esenciales contienen: el té ayurvédico según recetas de la medicina naturalista india se ocupa del cuerpo y del alma según el estado anímico.

➤ El "té de limón y jengibre" es un buen ayudante para poner en forma. Por las noches más tristes el "té de la suerte celestial" debería subir el ánimo. El "té de las buenas noches" se ocupa de las molestias para conciliar el sueño.

Una docena de fragancias del bienestar

Albahaca

Da un algo a muchas fragancias masculinas. A parte de ello, es un bálsamo para el alma, logra en las habitaciones una atmósfera aromática y estimulante y despeja el ambiente.

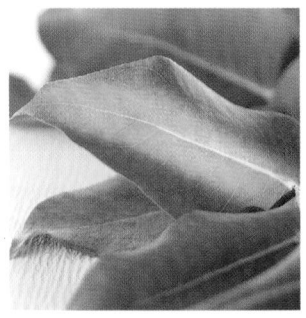

Eucalipto.

Eucalipto

El aceite aromático fresco de hierbas libera de letargos, hace aumentar la concentración, protege la provisión de oxígeno en las células, provoca creatividad y despeja la cabeza en los resfriados.

Lavanda

El sur de Francia está alejado sólo dos gotas de la lavanda. Huele a vacaciones, a libertad, a relajación, y tiene una reacción momentánea.

Melisa

Elimina el dolor de cabeza, el insomnio, el nerviosismo y el estrés. Es igual que nos pongamos con ella en la bañera, que evaporemos la esencia o que coqueteemos con el alma. El aceite es muy caro: 7.000 kg de hierba se reducen a un litro de aceite.

Menta

La menta espolvorea tranquilidad y se esconde bien en los chicles de mascar, en los bom-

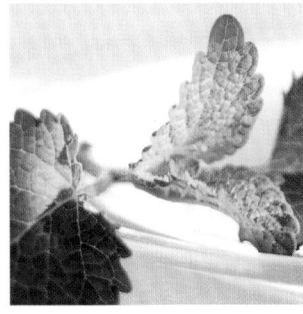

Melisa.

bones ácidos, en las gotas, en el bálsamo y en la pasta de dientes. Ayuda contra la debilidad circulatoria y problemas estomacales. En la lámpara del aceite de quemar desprende actividad pura.

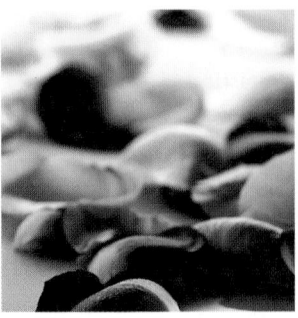

Rosa.

Neroli

La naranja ácida no se puede exprimir con facilidad. Mil kilos de hojas dan como resultado un litro de aceite esencial. Alcanza, sin embargo, para abastecer a una ciudad pequeña. Con alivio, tranquilidad y buen ambiente.

Rosa

Hay muchas bonitas historias de amor alrededor de la diva. La fragancia de rosas tiene una

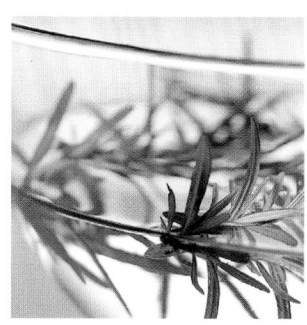

Romero.

fantástica reacción sensual y armónica, y no sólo por esto es cara: para una gota de aceite se deben dar treinta hojas.

Romero

Refuerza la memoria y la concentración, descrispa y activa el metabolismo. El romero da como resultado una mezcla armónica con aceite de enebro, de pimienta y cítrico.

Sándalo

En los años 70 los hippies siempre nos traían las fragancias de madera ligeramente dulces de la India en forma de incienso. Desde entonces calienta el alma occidental, ayuda cuando se tiene miedo, intranquilidad y un ambiente depresivo.

Ylang-Ylang

El ylang-ylang hace que el amor sea más fácil. Esta pesada, fascinante, florida y dulce fragancia tranquiliza y hace volver eufórico al momento. El aceite también va muy bien para la piel, incluso para las pieles sensibles. La esencia deja fluir los sentimientos, da ganas al placer y le da el toque distintivo a muchas fragancias para señoras.

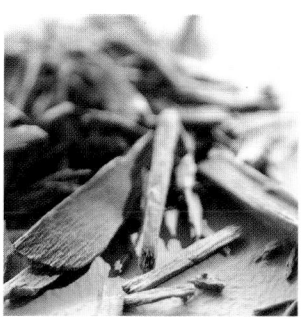

Sándalo.

Limón

Fácilmente refrescante: como aceite aromático va bien en una mezcla con casi todos sus colegas. Su fresco aroma activa la circulación de la sangre, aumenta la concentración y

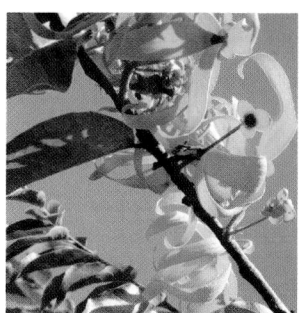

Ylang-ylang.

nos ayuda enérgicamente a dejar el estrés de lado.

Hierba de limonero

Aporta algo en todos los sentidos, la hierba de limonero da ímpetu. A los asiáticos les gusta echarlo en la olla. ¿Quizá sea esto responsable de su incesante risa? La hierba de limonero hace feliz y refresca a quien esté cansado.

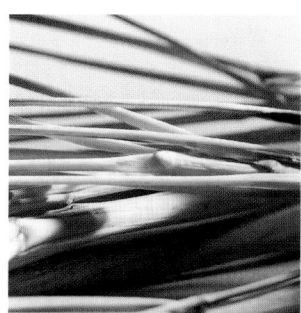

Hierba de limonero.

Un puro
placer en la bañera

Un cuarto de baño con bañera es como un oasis en el desierto. Refrescante después de un día ajetreado, relajante cuando hay estrés en la caravana. El agua caliente relaja los músculos, la respiración se vuelve más profunda, la voz interior más fuerte y el mundo más bajo. Sólo en un estado de indecisión, así es el cuerpo en su elemento. Al fin y al cabo contiene un 80 por 100 de agua.

Efecto según deseo

● La mejor hora para tomar un baño es alrededor de las 21 horas Los baños calientes (a partir de 37 grados) relajan y hacen sentirse cansado. Cuanto más caliente sea el baño, más tiene que trabajar el corazón. Las temperaturas que pasan los 37 grados son tabú por lo que se refiere a la alta tensión sanguínea.
● Quien tenga alguna cosa prevista para la noche, de-

bería tomar un baño más fresco (unos 36 grados). O ducharse.
La lluvia incesante –pero serena– se lleva consigo el cansancio. Si la cabeza de la ducha está ajustada para hacer masajes, las tensiones también desaparecen. Y si es una creación de lujo, ofrece lugar en un espacio hueco para poner una pastilla de algas y esparce los minerales.
Entonces todo desaparece en la espesa niebla y se hace lugar para la fantasía. ¿No pasó por delante un sultán en el espejo?

Combustible para el alma

El agua caliente es un remedio para los gastados disfraces de los nervios. Los aceites esenciales profundizan la reacción. El cembro, por ejemplo, debe aportar conciencia y energía para imponerse; el limón contribuye en una pequeña porción de ligereza y realza el ánimo, suaviza los síntomas de agotamiento, como los ligeros dolores de cabeza e intranquilidad interior (en relación a los

aceites esenciales hay más en las páginas 17-21).
➤ Mezclar en una taza cinco gotas de aceite de cembro y tres de aceite de limón con dos cucharadas de miel y verterlo en agua del baño no muy caliente (38 grados). Sumérjase y déjese llevar unos 20 minutos con la mente en blanco.

Simplemente sumergirse

Un par de fragancias para dormir en el agua y queda garantizado que los nervios del día desaparecen:
➤ En una bolsa de hilo o en una bolsa para el lavavajillas ponga una mano de albahaca completamente seca, lavanda y hierba de limonero; átelo bien y cuelgue el saquito en el agua de baño.
Si, aparte, añade dos cucharadas de aceite de germen de trigo, después puede ahorrarse ponerse la crema.
Deje colgar el saquito de hierbas, exprímalo repetidas veces

La sal hace del agua mar. Y después de los guantes de crin las toallas suaves van bien.

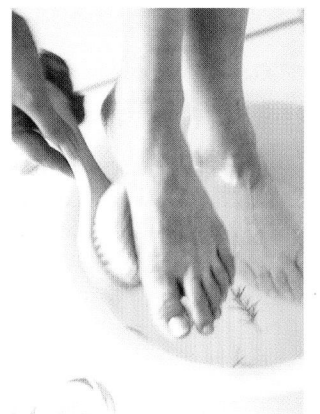
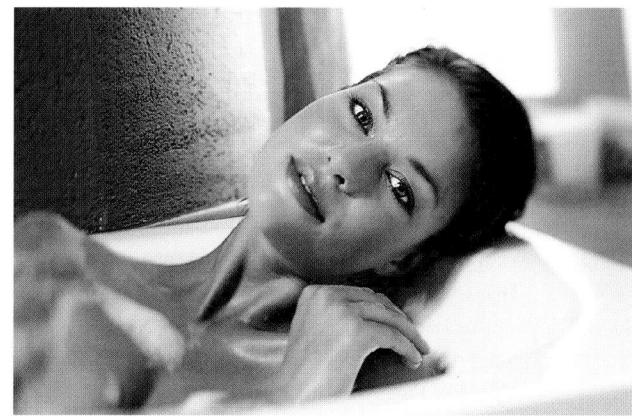
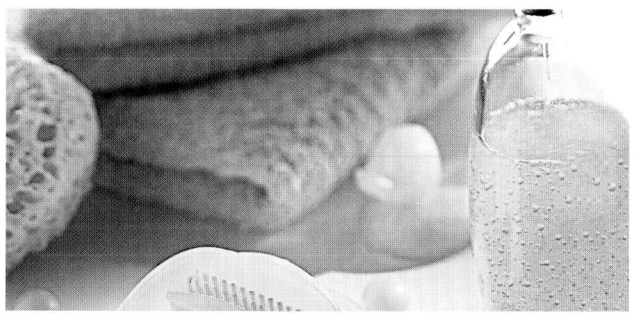
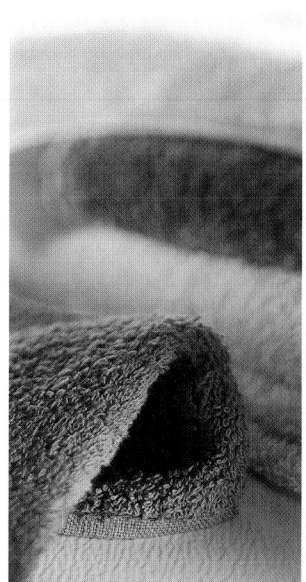
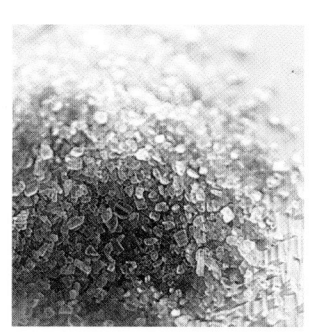
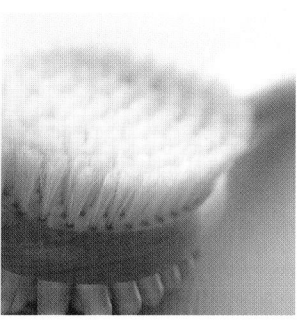

y luego frótelo por todo el cuerpo. Tras unos 20 o 25 minutos levántese de la bañera, mediante unos golpecitos vaya secándose y ya puede ir a la cama.

Bálsamo para la piel

La piel seca y sensible se siente mejor con aditivos de baño que contengan liposomas aceitosos y agua termal (en perfumerías, droguerías). Los liposomas se deshacen y se convierten en una película protectora en la piel; el material mineral del agua termal la tranquiliza.

Estupendo *Whirlpool*

➤ Simplemente ponga en el agua una pastilla de aguas termales (en perfumerías o en droguerías), póngase rápidamente en el agua y sienta la picante sensación. Las burbujas suben a la superficie como con el champaña y liberan las moléculas aromáticas bien acondicionadas. A veces son los aceites esenciales, como el romero, la lavanda o el limón. Tienen un efecto especialmente intenso en agua caliente, acarician a través de la nariz y de la piel, y tranquilizan o reaniman, según la calidad que tenga.

Sal en la piel

Un poco de sal, y del agua saldrá más. El agua del mar y el plasma sanguíneo son, desde un punto de vista químico, parientes cercanos que se llevan bien. Por ello pasa en el cuerpo una cuantía: un baño que contenga sal retira el tejido líquido excesivo de las capas más profundas del cuerpo y al mismo tiempo la llena con materias minerales y oligoelementos. A la piel también le gusta lo salado: en agua salada se hincha menos que en agua corriente. Aparte, años de sales de mar activan y son perfectos para cuando por la noche se tiene

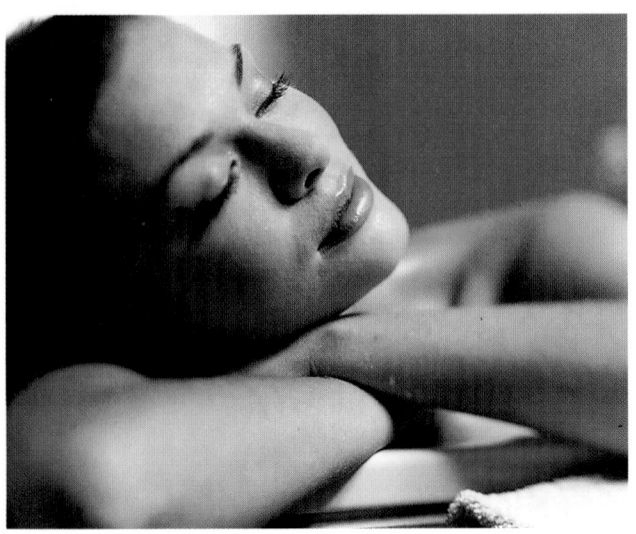

Es simplemente más bonito no soñar nada en el baño relajadamente.

programado salir a cenar, a bailar o al cine.

Para las reinas de la noche

Ya Cleopatra supo apreciar los poderes curativos del mar y esparció agua de sal del Mar Muerto en su baño de leche diario; así llegó al placer de las sustancias minerales, como el cloruro magnésico, cloruro de sodio y sulfato cálcico. Incluso debió haber insistido a su amante Marco Antonio para conquistar los alrededores del Mar Muerto para asegurarse reservas de sales de mar.

Las reinas del saber estar de hoy en día lo tienen más fácil:

➤ Compran los costosos cristales en la farmacia o en la perfumería, echan medio kilo de sal de mar en agua de baño a 37 grados, se revuelcan en la bañera de 15 a 20 minutos y después se sienten completamente majestuosas.

➤ Para que este sentimiento placentero continúe, debería permitirse, después del baño, como mínimo un vaso de

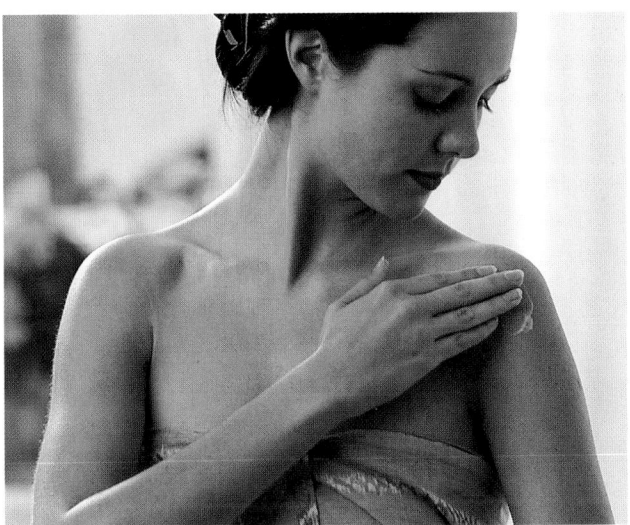

Tras el baño la piel requiere una dosis de crema. Quien al aplicársela se da un masaje, hace el doble de bien.

agua mineral con el fresco zumo exprimido de medio limón, ya que la sal absorbe agua del cuerpo.

Completamente en forma con la Terapia Thalasso

Hay más mar cuando al agua se le añaden algas. A esto se le llama la Terapia Thalasso y pertenece a la Bretaña, así como la lavanda a Provenza. Mezclas preparadas (tiendas de productos dietéticos, far-

macias, perfumerías) trae el Atlántico al cuarto de baño. Cierto que tenemos que desistir de la brisa, pero la fragancia del alga marina y de las algas penetra, a pesar de todo, por la nariz.

Los baños y los paquetes con fitoplancton, algas y sales marinas son eficaces cuando hay falta de materia mineral, cuando hay agotamiento, problemas de piel como el acné o falta de hidratación, debilidades del tejido conjuntivo, molestias reumáticas, y refuerzan el sistema inmunológico.

Un poco de mar

➤ Aplíquese en la piel, haciendo espuma, jabón de *peeling* de algas, y prepárense usted y su piel para el encanto del baño en el mar.

➤ Tiene el efecto de una cura intensiva y proporciona a la piel las sustancias nutritivas de las algas: frotar el aditivo de algas frescas directamente sobre el cuerpo y dejar absorber hasta que la bañera esté llena.

➤ Luego añadir medio kilo de sal de mar al agua caliente a 38 grados y disfrutar durante unos 20-30 minutos la sensación de estar en el mar Muerto.

Lo que despertar a las piernas cansadas

Placer helado

➤ Muy cómodo: coja una fuente con cubitos de hielo y una toalla pequeña de baño delante del sofá. Mojar la toalla, torcerla para escurrirla y enrollarla en la pantorrilla dos minutos. Luego hacer una pausa un par de minutos mientras que la toalla se remo-

truco:

Bañarse en colores

Los colores, tanto en la bañera, como en el aspecto, como en un ramo de flores, simplemente hacen mejor humor.

➤ Los terapeutas de colores, especialmente en invierno, cuando de manera extraña aparece el sol, apuestan por el poder del agua amarilla, ya que alza el alma y activa el cuerpo. Pregunte en la perfumería o en la farmacia por aditivos de baño que tiñan el agua de color amarillo, también algo de aroma cítrico en el agua, y puede empezar a soñar en el verano en el agua caliente...

➤ En muchas culturas tribales, antes, los hombres pintaban marcas rojas en sus cuerpos cuando éstos iban a cazar o iban a la guerra; el rojo da energía. Para una noche (de fiesta), los labios rojos, las uñas rojas o un jersey rojo despiertan el ánimo a corto plazo. La fruta o verdura roja tiene un efecto más interior: una mano llena de cerezas, fresas, un tomate o una mitad de un pimiento rojo hacen que el cuerpo se ponga enérgicamente colorado.

➤ Un bonito ramo de flores trae buen humor, en el momento que nuestra mirada queda fijada en el esplendor de las hojas.

Determinados colores y aromas relajan el sistema nervioso central muy rápidamente. El azul hace bajar la frecuencia del pulso ampliamente; un ramo abundante de iris anuncia la hora azul.

El verde fuerte despeja el ambiente, el amarillo sol hace estar creativo y contento. Así con ranúnculos amarillos, girasoles, tulipanes, mimosas. No únicamente son bonitas de ver, sino que aparte desprenden un aroma tierno y enérgico. Aún más estimulante para la psique es el rojo intenso. Los más nobles ejemplos son las amarilis y las rosas.

ja de nuevo. Repetirlo todo seis veces.

➤ Posteriormente, coger los empeines de los pies con ambas manos y acariciar en sentido hacia la rodilla. Hacerlo veinte veces en cada pierna.

Baño picante

La mostaza tiene un efecto muy enérgico.

➤ Mezclar removiendo en un puré tres cucharaditas de mostaza con algo de agua y verterlo en una olla con agua caliente (38 grados). Poner los pies 20 minutos.

➤ Para finalizar, duchar con agua fría desde la punta de los pies hasta las rodillas y poner crema.

¿Ganas de moverse?

➤ Dar una vuelta en bicicleta en el aire es lo mismo que hacerlo delante del televisor.

➤ O estirarse boca abajo, ir haciendo movimientos cambiantes con los talones hasta tocarse el trasero. Luego, dejar reposar las piernas en alto, lo que aumenta el reflujo de la sangre.

Acariciar en sentido de las rodillas es bueno para las piernas.

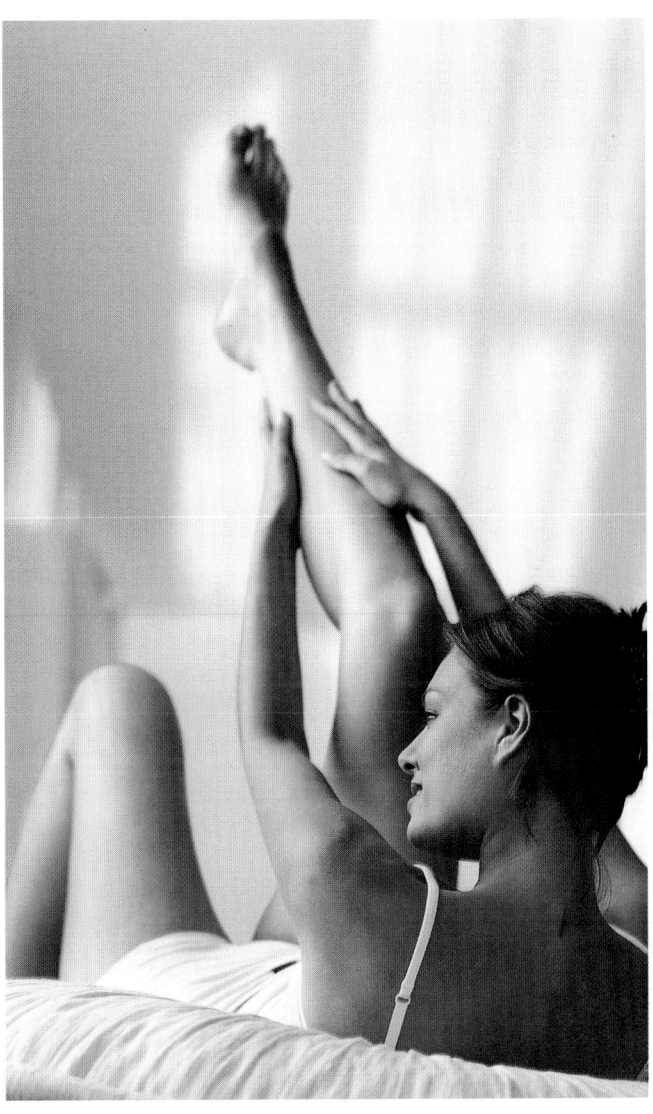

Cuerpo
y alma

Así entra la energía en auge

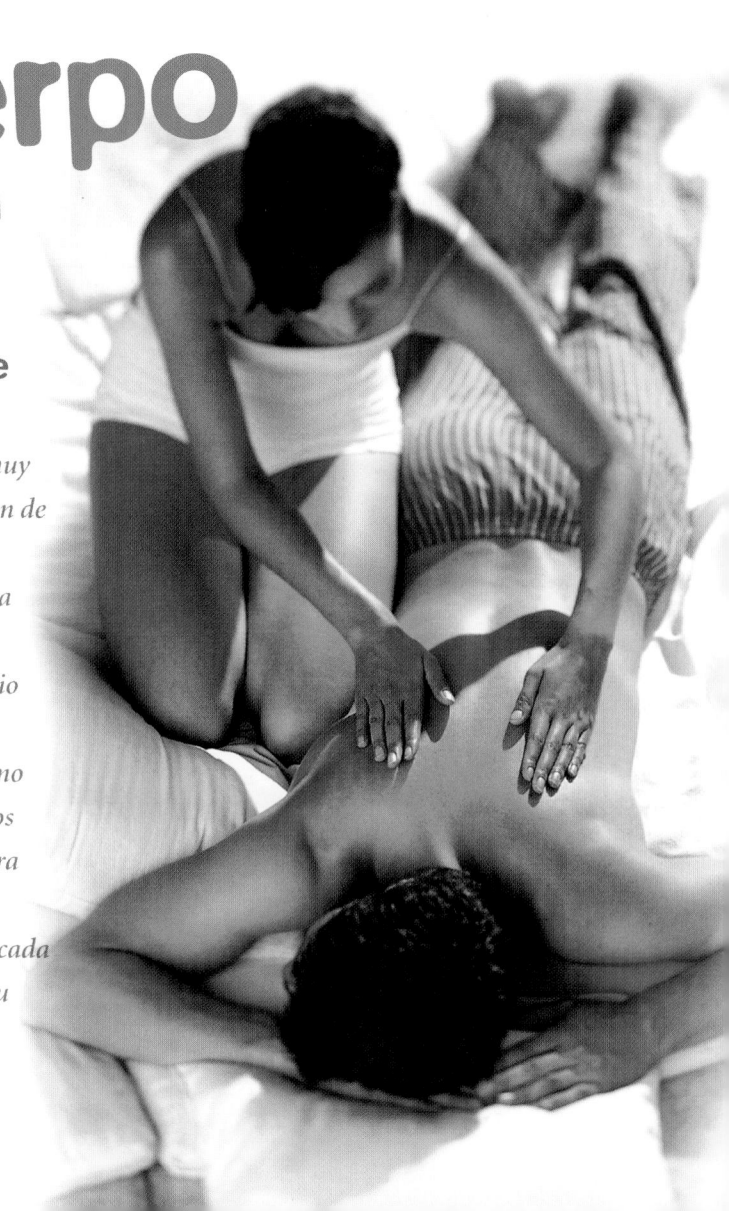

Relajarse es un tema muy individual. Algunos han de hacer footing 50 km. durante la semana para sentirse bien. Otros encuentran su equilibrio mediante métodos provinientes del Extremo Oriente . Y luego hay los relajadores pasivos. Para ellos, los masajes son el cielo en la tierra. Aquí cada uno encuentra algo a su medida.

¡Experimente la sensación!

Quien llega a casa estresado tiene dos posibilidades de relajarse activamente: ejercicios ligeros y conscientes favorecen el dejarse ir y la producción de hormonas del bienestar, y reducen las hormonas del estrés. El deporte duradero, como correr o andar, tiene la misma finalidad.

Escuchar el cuerpo

Nuestro cuerpo es un tipo fino. Si todo va bien, participa en todo, salta cualquier obstáculo. Si algo no le va bien, da noticia de ello. Llama a la cabeza, tira de la espalda o se dispara la circulación sanguínea. De acuerdo, partimos del programa del cuerpo hacia el ligero tour: con movimientos suaves y curativos del Extremo Oriente, con equilibradas fases de tensión y relajación. Y ejercicios menos intensos que hacen aumentar la percepción corporal y equilibran el frecuente poco saludable estilo de vida.

Encontrar el punto medio

Quien hace algo bueno al cuerpo cura también el alma, y al revés. Algunos encuentran su equilibrio haciendo footing, trabajando el cuerpo o haciendo patinaje; hay otros que se acercan más a la finalidad con el Qi Gong, la aromaterapia o técnicas mentales. Solamente depende de hacer lo correcto, de escuchar nuestros sentimientos y no en pasar por cualquier programa pagando a cualquier precio.

Vida movida

El deporte puede, pero no tiene que ser más cansado. El punto mas importante es que se adecue a nuestra vida sin provocar estrés y haciéndonoslo pasar bien. El movimiento mejora la circulación de la sangre y de las linfas. Mediante ello, las impurezas metabólicas se eliminan. El sistema inmunológico se refuerza, y la figura también saca provecho.

⌐truco:¬

HUIR DEL ESTRÉS

¿Correr una media hora? También es relajado andar por fases para los que no están entrenados.

➤ Empezar haciendo footing cuatro o cinco minutos, de vez en cuando dedicar dos minutos sólo a andar. Con cada paso, el enfado se distancia un poco más y el pulso se queda en el terreno del bienestar.

➤ Para evitar las agujetas , caminar rápidamente dos minutos seguidos, mover los hombros en movimientos circulares tranquilamente, estirarlos. Después de hacer deporte ayuda hacer una carrera para los músculos cansados.

➤ Es importante el control del pulso: 220 menos la edad debería ser el pulso máximo al correr; un 65-80 por 100 de ello sería lo ideal.

Al final del recorrido, nuestro cuerpo nos recompensa con endorfinas. Este medio de entusiasmo que se produce en el cerebro, que es conocido entre los que practican el footing Runners High, sólo se puede ver en ciertos momentos de suerte.

Mudras mágicas

El fin. Se acabó. Por hoy ya hay suficiente. Nos retiramos y ya estamos por los otros cuando nuestra alma ya ha vuelto a la tranquilidad. Con ejercicios por los que apenas tenemos que doblar los dedos.

Figuras de dedos

Las *mudras* son pequeños hechiceros. Las sencillas figuras de los dedos de la medicina naturista asiática pueden evocar estados interiores mientras que éstos anticipan su forma de expresión corporal. Suena muy místico, pero en realidad es muy evidente: Doblando, cruzando, estirando o tocando el dedo con otros dedos, se activan las zonas de reflejos de las manos y se ponen en marcha las correspondientes reacciones en el cuerpo.

Hay, por ejemplo, mudras contra los dolores de espalda, contra problemas de corazón, pulmonares y de hígado, contra el vacío espiritual, contra una conciencia individual quebradiza o contra la debilidad de decisión.

Así se hace

Los ejercicios de los dedos se pueden hacer en cualquier lugar, en cualquier momento y en cualquier posición. Sentados, estirados, de pie o andando.

➤ Mejor que los principiantes se sienten en posición de meditación en el suelo o en una silla: la espalda recta, la barbilla ligeramente en posición perpendicular con el pecho, los hombros tan separados como sea posible. Los antebrazos tienen que reposar sobre los muslos, la respiración tiene que ser regular y lenta.

➤ De hecho, la mudra se hace con ambas manos. Pero si los dedos no se pueden estirar o doblar tal como pide la postura, una mano aguanta los dedos de la otra en posición.

➤ La duración ideal de los ejercicios es de entre 15 y 45

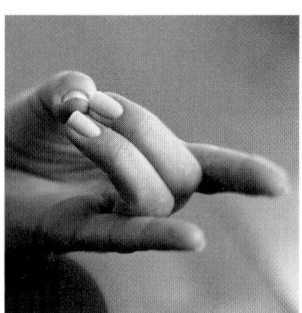

Mudra Apan.

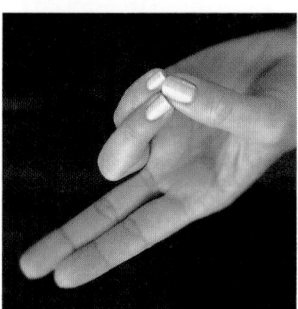

Mudra Pran.

minutos. La música de fondo de bajo volumen y tranquila es una buena ayuda de concentración y hace que el tiempo pase como en un avión.

Las dos siguientes mudras apartan del camino los bloqueos interiores:

Para la tranquilidad, absoluta confianza y coraje

La mudra Apan, también llamada mudra enérgica, aporta tranquilidad, absoluta confianza, armonía interior, y anima a tomar retos.

➤ Los dedos pulgar, corazón y anular se tocan los unos a los otros; los otros dos permanecen estirados. La presión de los dedos es muy suave.

Para la capacidad de imponerse y para la confianza en uno mismo

La mudra Pran proporciona energía para imponer y confianza en uno mismo:

➤ Las yemas del pulgar, del anular y del meñique se tocan; los otros dedos quedan estirados.

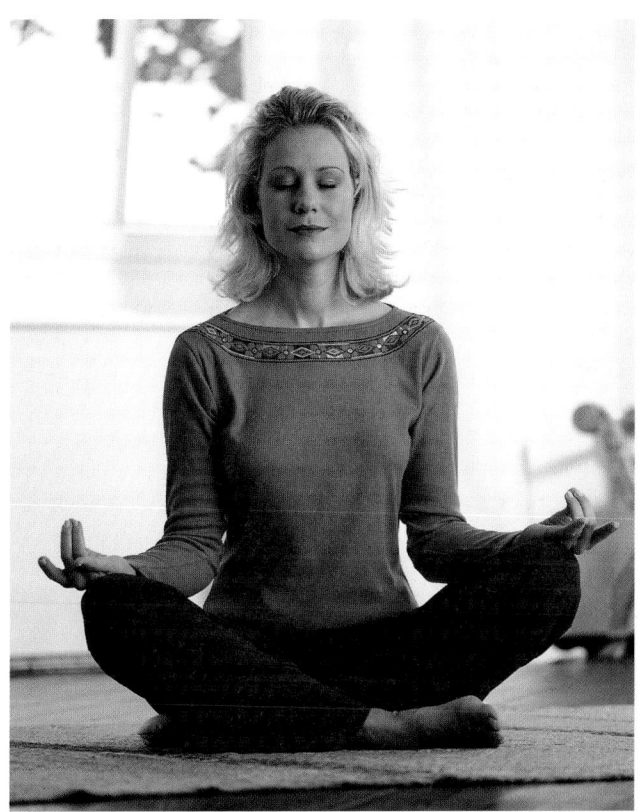

Sencillo, pero efectivo: las mudras refuerzan el cuerpo y el alma, en cualquier postura corporal. Lo mejor para la concentración es la postura de meditación.

Para finalizar, yoga mudra

Después de la sesión mudra el cuerpo se queda profundamente relajado un tiempo en esta posición de yoga:

➤ Arrodíllese y siéntese sobre los talones. Lentamente agá- chese hacia delante e incorpo- re la parte superior del cuerpo sobre los muslos. La frente y la nariz tocan el suelo, los brazos quedan lateralmente cerca del cuerpo. Respirar profunda- mente y dejar ir y venir los pensamientos. En el caso que le sea incómodo, gire la cabeza a un lado. Quédese un rato en la postura que le sea cómoda.

Deshacer los bloqueos

Aclarar las energías

Hágalo lo más cómodo posible; en verano en el balcón, y en los días de mal tiempo, en el sofá.

Mientras escucha el canto de un pájaro o mientras la fragancia de una vela aromática conquista lentamente la habitación, suelte las tensiones y haga que el cansancio salga de sí. Va muy bien hacerlo en ropa cómoda.

Scan corporal

Se llama scan corporal al método con el que puede olvidarse del estrés:

➤ Estírese en el sofá o en algún lugar donde pueda echarse y cierre los ojos. La posición aquí no juega ningún papel importante. Es igual estirarse, sentarse o echarse en un sofá. Y no tenga miedo; a través de los párpados pasa suficiente luz para contener sus hormonas de sueño.

➤ Repetidas veces coja aire profundamente e imagínese cómo la respiración corre fresca a través de su pie izquierdo y hacia arriba hasta el tobillo. Deje descansar el resto del cuerpo, sólo concéntrese en una cosa: ¿su

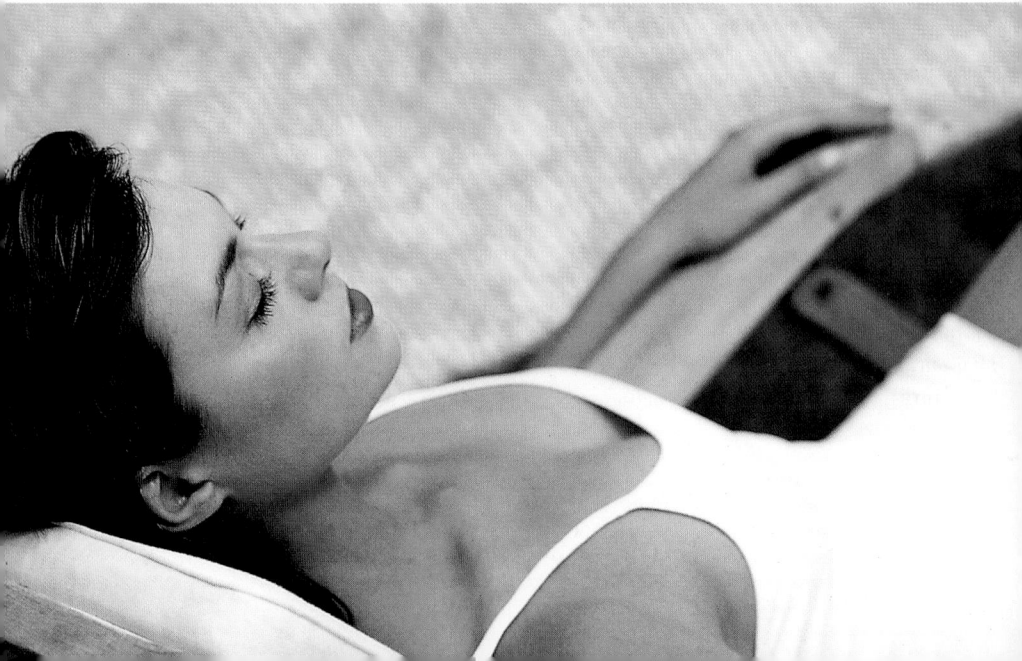

pie se siente cansado o pesado de levantarse o de andar? Intente tenerlo libre para que pueda imaginarse la pesada sensación; por ejemplo, de que fueran trozos de roca. Con cada respiración hace desprender un pedacito. Luego pone cada resto en un contenedor de basura imaginario y sigue tirando.

➤ En sus pensamientos alce la pierna izquierda hasta el lavamanos y pregúntese cómo se siente. Posteriormente prepare el pie derecho para subirlo hasta el lavamanos. Las siguientes paradas son el vientre y el pecho.

Con la espalda, los hombros y la nuca permanecerá probablemente más tiempo. Vaya palpándose por partes de abajo arriba, sienta las partes más duras y deshágalas con su respiración.

Más tarde le toca a la mano izquierda, sigue con el brazo hacia arriba hasta el hombro.

➤ Repítalo todo con la parte derecha; finalmente le toca a la cabeza.

➤ Cuando haya recogido todos los bloqueos, transporte esta imaginaria basura especial hasta la coronilla y espire fuertemente. Al respirar imagínese cuánta energía fresca entra desde fuera y le corre por dentro.

Cuando haya tenido suficiente, levántese lentamente y sacuda con fuerza las piernas y los brazos.

Limpieza del aura

El aura nos envuelve como un abrigo lleno de energía, dicen los que la pueden ver. Cuando hay estrés, problemas psíquicos o debilidades físicas, este material desgastado cambia su color, ya no nos protege tan bien. Somos más vulnerables y de piel más fina. El siguiente ejercicio limpia este abrigo de energía y lo repara. Quien tome el aura por una quimera, fomenta en cualquiera su movilidad con el ejercicio.

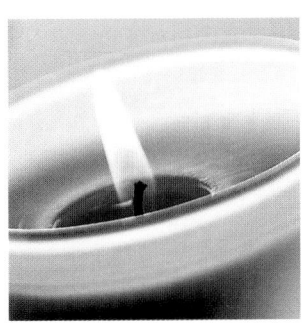

Y así funciona

➤ Mueva una vez tras otra las articulaciones de su cuerpo, unas siete veces a la izquierda y a la derecha.

En primer lugar, siéntese y en movimientos circulares gire las articulaciones del pie. Luego levántese, apoye las manos en la rodilla, inclínese lentamente hacia delante y dé vueltas con las rodillas. Luego, con el hula-hoop, sin llanta de goma, juegue con las caderas. Luego haga un movimiento giratorio con los hombros y para acabar haga girar la cabeza en pequeños círculos (no estire demasiado el cuello para hacerlo).

Ligero poder del Extremo Oriente: Qi Gong

Los ejercicios de movimiento chinos de Qi Gong (pronunciado: chigung = "Cuidado de la energía interior") despiertan nuevas energías. Esta enseñanza se desarrolló en un monasterio de monjes, que llegaron a tener más de cien años. Así lo explica la leyenda. Cuando el canciller se enteró, obligó a los ancianos a dirigirse a él, para que éstos le explicaran el secreto de su juventud. Más adelante, los hermanos del monasterio dieron clases de Qi Gong al canciller y éste prohibió que se dieran clases de esta ciencia a aquellos que no pertenecieran a su familia.

Los métodos de relajamiento fueron posteriormente la base de la ocultación y durante la Revolución Cultural (1966-1968) fueron prohibidos. Desde mediados de los años 70 el Qi Gong se pudo volver a practicar. Hoy se reconoce científicamente; como técnica de curación, es un componente de las terapias en los hospitales chinos, y aquí viene como un boom en los estudios de *fitness*, en los balnearios y en los centros asiáticos.

Reforzar el flujo Qi

La finalidad más alta del Qi Gong es reforzar el flujo Qi en el cuerpo. El Qi es la energía de la vida que, según la filosofía china, fluye por distintas vías; la meridiana, por todo el cuerpo. Si el flujo enérgico resulta ser molestado, llega a haber molestias de salud.

Ejercicios globales

En el Qi Gong van estrechamente unidos la respiración profunda y consciente, la atención anímica y los movimientos lentos y corrientes. Hay ejercicios para estirarse, para sentarse, para levantarse y para andar. Cada uno activa deter-

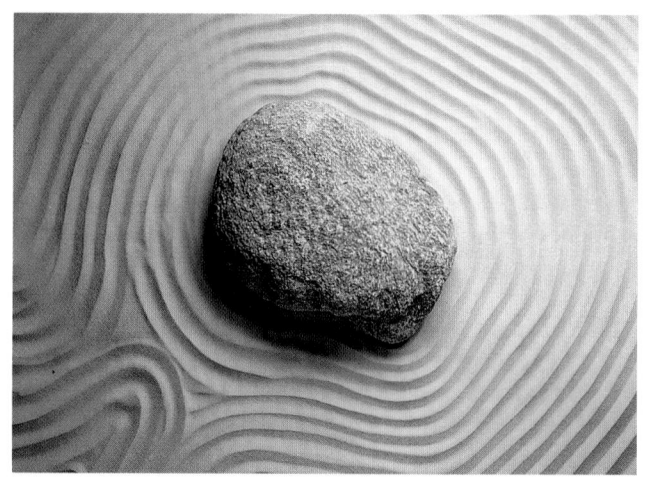

La concentración, la atención interior, los movimientos tranquilos, la respiración profunda: los asiáticos descubrieron pronto lo que va bien para los nervios fatigados.

minados puntos en la meridiana y así hace pasar al Qi. Mediante ello se deshacen los bloqueos que se forman por respirar superficialmente o por tener vicios en las posturas.

Con mucho sentimiento

Con entrenamiento de *fitness,* tal como nosotros lo conocemos, el Qi Gong tiene muy poco que ver. Los ejercicios de estiramiento suaves de la columna vertebral o para una postura "poco pesada" de la cabeza exigen mucha sensibilidad corporal y concentración y menos fuerza. Ayudan a combatir el estrés, problemas de corazón y de circulación, agotamiento, molestias de espalda, desajustes del aparato locomotor y hacen más elásticos los músculos y los vasos sanguíneos.

Un reciente estudio norteamericano muestra que un 91 por 100 de los pacientes aquejados de dolores y que participaron en un curso de Qi Gong, sintieron menos dolor tras haber realizado seis ciclos de ejercicios de 40 minutos.

Deshacerse de la presión

Estos miniejercicios tienen efecto en pocos segundos: cuidan los nervios y guardan distancia con los problemas de la vida cotidiana.

Apretón de manos

➤ Ponga los pies separados el uno del otro, vaya hacia la rodilla; la columna vertebral debe estar erguida y los músculos relajados. Ahora ponga la superficie de las manos, la una al lado de la otra, a la altura del pecho; los músculos deben quedar descansados. Ahora debe presionar los pulpejos el uno contra el otro, contar de 1 a 10 y dejarlos ir lentamente. Repetir seis veces.

Puño cerrado

Póngase recto, los pies separados el uno del otro, y baje hasta la rodilla. Incline la parte superior del cuerpo algo hacia delante (evitar joroba), cierre los puños y apóyelos en el talle. Luego relaje el puño izquierdo y,

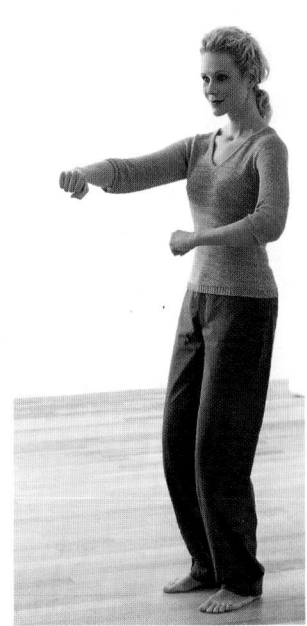

Aquí se permite el cierre de los puños: El Qi Gong tiene el mismo efecto que el boxeo en ralentí.

mientras espira, de un golpe hacia delante, a la altura del pecho y en forma semicircular. No estirar completamente el brazo. Espire lentamente junto con el movimiento. Relajar el puño y volverlo a llevar al talle lentamente, respirando mientras tanto. Cambio de lado. Seis repeticiones.

Relajarse
con tensión

Once días. Hasta este momento el hombre no ha podido aguantar sin dormir. Quien quiera intentar romper este récord, en ningún caso debe hacer lo siguiente: relajar los músculos según el método del sueco Edmund Jacobson (o tomar un baño caliente por las noches). Apenas hay otro método más rápido que lleve al cuerpo a la tierra de los sueños.

Relajación progresiva de los músculos

Jacobson reconoció hace 90 años que una intencionada tensión y un aflojamiento brusco de un grupo muscular puede relajar completamente el cuerpo, tanto física como psíquicamente. Quizá la primera vez no acabe de funcionar perfectamente, pero al cabo de poco tiempo resulta más fácil. Quien aguarda impacientemente la reacción o hace ejercicios bajo presión temporal no conseguirá poder salir con éxito.

El método de Jacobson funciona mejor con la vieja receta de Balú de *El Libro de la Selva:* probarlo con comodidad.

Edmund Jacobson recomienda

La relajación muscular progresiva adormece el cuerpo parte por parte.

➤ Cada músculo se tensará durante cuatro segundos y luego se relajará bruscamente. Es importante no hacer lo mismo seguidamente con otro grupo de músculos, sino que mejor descansar dos minutos, respirar lentamente por el vientre y percibir cómo la pesadez se va extendiendo lentamente.

Acorte la fase de tanteo a su gusto, si cree que la pausa es demasiado larga, y empiece a tirar de nuevo contra su carrusel de pensamientos. Estírese boca arriba sobre una superficie caliente, pero no muy blanda.

Y el viaje empieza:

Pies

➤ Haga un puño con los dedos del pie; es decir, ténselos y dóblelos en dirección a la suela de los zapatos. Mantener la tensión, soltar repentinamente y notar cómo los pies se calientan. Pausa corta.

Piernas

➤ Levante solamente los talones del suelo con fuerza y, tras cuatro segundos, déjelos caer de nuevo.
➤ Para las pantorrillas, presione los talones contra el suelo. Tensar, relajar; pausa.

Muslos

➤ Tender las rodillas, tensar bien las piernas, levantar un segundo, dejar caer. Pausa.
➤ Para la parte inferior del muslo, presionar la pantorrilla con las rodillas tendidas contra la colchoneta, mantener la tensión, relajar; pausa.

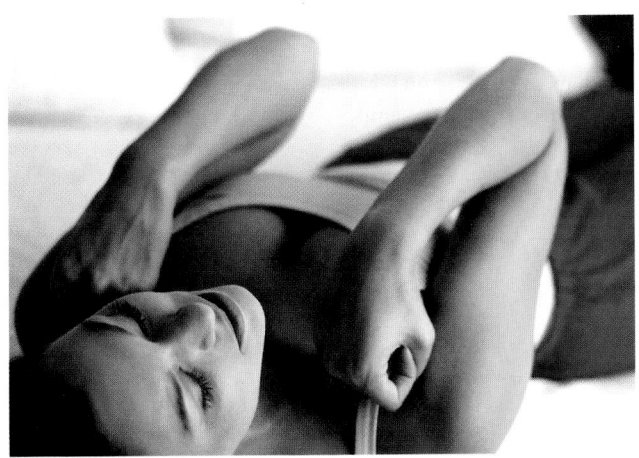

Con Jacobson encuentra con tensión la relajación.

Brazos

➤ Para la parte superior del brazo: cerrar las manos en forma de puño y ponerlas en dirección hacia la parte superior del brazo. Tensar, relajar; pausa.

➤ Para el antebrazo: tirar los puños cerrados en dirección al antebrazo. Tensar, relajar; pausa.

Pelvis

➤ Contraiga las nalgas fuertemente, mantenga la tensión, relajar; pausa.

➤ Para este ejercicio pélvico en el suelo, tense los esfínteres del intestino y de la vejiga, relajar; pausa.

Vientre

➤ Primero sacar el vientre tanto como se pueda, manteniendo la tensión, relajar; pausa.

➤ Luego encoger el vientre. Mantener la tensión, relajar; pausa.

Hombros

➤ En primer lugar, tire los hombros tan adelante como le sea posible sin subirlos hacia arriba en dirección al pecho. Después, tensar, relajar; pausa.

➤ Después comprimir los omóplatos en la espalda. Mientras tanto, la parte superior del cuerpo se eleva ligeramente. Tensar, relajar; pausa.

➤ Para finalizar, tirar hacia arriba los hombros hacia las orejas. Mantener la tensión, relajar; pausa.

Cara

➤ Manifieste sus mejores muestras: fruncir las cejas, apretar completamente los ojos, estirar los labios y arrugar la nariz. Tensar, relajar; pausa.

➤ Para acabar, tensar todos los músculos a la vez. Dejar, relajar.

➤ Vague a través de su cuerpo en pensamientos. Sienta cómo queda pesado y tranquilo en el suelo. Si vienen un par de pensamientos a la cabeza, mírelos con agrado. Mañana será otro día.

Masaje
de golpe
de suerte

La suerte se compone en la piel. Pues es aquí donde se encuentran la mayoría de los receptores para la endorfina, las buenas hormonas que se manifiestan con esferas de color rosado. Frecuentemente, un tierno roce ayuda a tener buena sensación. El "toque humano" es un multitalento terapéutico.

No tema al roce: cualquiera puede hacer masajes. No tiene por qué salir como a un profesional. Tiernas friegas y caricias pueden tener un efecto fabuloso.

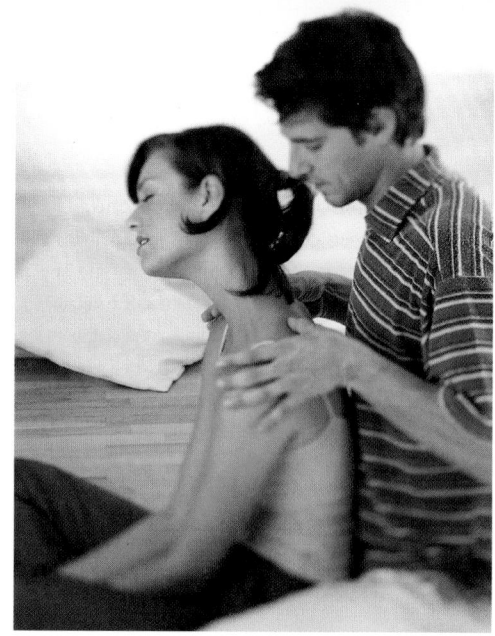

Manos en la piel

Los médicos han comprobado que las caricias influyen positivamente, en cualquier caso, en el decurso de una enfermedad. Los masajes suaves quitan el estrés, estimulan la circulación, activan el sistema linfático, refuerzan el sistema inmunológico y pueden eliminar el insomnio. Unos roces determinados hacen que los músculos y los tendones se vuelvan más flexibles, mejoran la sensación corporal y relajan las tensiones. Son buenos motivos para ser palpables.

Poner la propia mano a la obra

Las técnicas más complicadas es mejor dejarlas en manos de expertos. Por el contrario, cualquiera puede acariciar, frotar o dar golpecitos.

➤ Las normas más importantes son no tocar nunca la columna vertebral y no hacer masajes cuando hay alguna inflamación en el cuerpo, si no se puede extender.

➤ La hora privada de las friegas tiene que empezar en una atmósfera relajada. Con una temperatura agradable (23 grados), luz tenue y música tranquila. Donde mejor se hacen los masajes es en el suelo; las camas, como apoyo, son muy blandas y es malo para la columna vertebral. Una almohada debajo del vientre ayuda contra la posible aparición de la joroba. Una manta suave evita que se ponga la piel de gallina.

➤ Los especialistas pueden discutir durante horas sobre el aceite adecuado. Algunos jurarían por el aceite de soja, ya que la piel lo asimila lentamente y el masajista no friega tan rápidamente sobre seco. El aceite de germen de trigo y el de jojoba hacen que la piel quede bien suave. Si los aceites esenciales, como el limón y la naranja, se mezclan con aceites más grasos, desprenden una fragancia más agradable.

Estilo asiático y occidental

En todo el mundo hay estilos de masajes. El asiático estimula el cuerpo mediante una presión regular y punteada. El occidental es más corriente, cada roce pasa por encima de otro y la presión varía.

Clásicos masajes suecos

El descubridor del método occidental fue el profesor sueco Per Henrik Ling. Su clásico masaje –también llamado masaje sueco– controla las tensiones con diferentes técnicas: acariciando, frotando, fregando, dando golpecitos y sacudiendo.

Se empieza acariciando ligeramente, para más tarde lograr armonía y relajamiento.

En ello, cada parte del cuerpo recibe sus caricias: la mano plana pasa por encima de la musculatura, lo que hace que la sangre y las linfas fluyan con más facilidad y prepara al cuerpo para toques fuertes. Con las caricias ligeras el masaje se va acabando.

➤ Después del recalentamiento viene lo más importante: el frotar, hacer las friegas y los golpecitos. El masaje de friegas alcanza los vasos sanguíneos profundos y las vías linfáticas, bombea sustancias nutritivas

en los músculos y retira impurezas. Por otra parte, la piel se levantará un poco, se presionará y se harán friegas. Los pulgares o las palmas de las manos realizan el masaje mediante fricción sobre las tensiones, haciendo movimientos giratorios de presión. El masaje mediante golpecitos se hace bien en todas partes donde los cojines protejan contra las palmadas, palmoteos y golpecitos con los cantos de las manos, así por ejemplo en las caderas y en el trasero. Los golpes

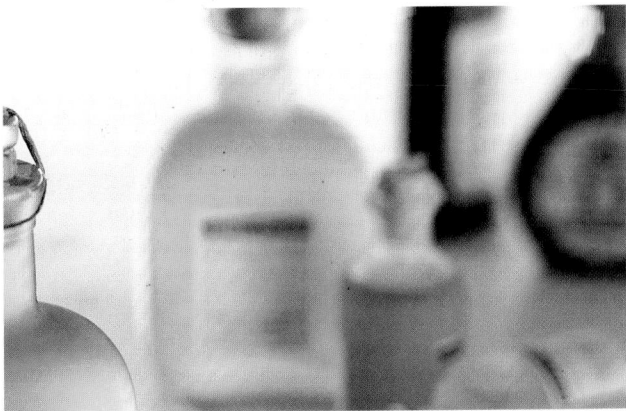

La jojoba, la soja o el germen de trigo: el aceite para los masajes también es cosa de gustos.

rápidos reafirman la piel flácida, mejoran la tensión muscular, pero no deben ser dolorosos.

Caricias para los dos

No hay nada más bonito que recibir un tierno masaje de la pareja o hacerle a él un largo masaje.

➤ Antes de que empiece hay que preparar la habitación y encantar la atmósfera (página 38). Extender mantas en el suelo y resistirse a la tentación de hacer el masaje en la cama.

➤ Antes de tener contacto con la piel, frótese aceite para masajes por entre las manos. El aceite de almendras es tan suave que incluso se puede utilizar para la cara. El aceite de germen de trigo rico en vitamina E hace que la piel sea más suave; el aceite de masaje de naranja huele bien y tranquiliza.

Hombros: Masajear la zona de los hombros de su pareja suavemente con los puños, a derecha y a izquierda de la columna vertebral del centro hacia fuera. Repetir más veces.

Espalda: Acariciar con ambas manos a derecha y a izquierda de la columna vertebral en movimientos corrientes desde los omóplatos hasta el talle, hasta todos los músculos blandos e irrigados.

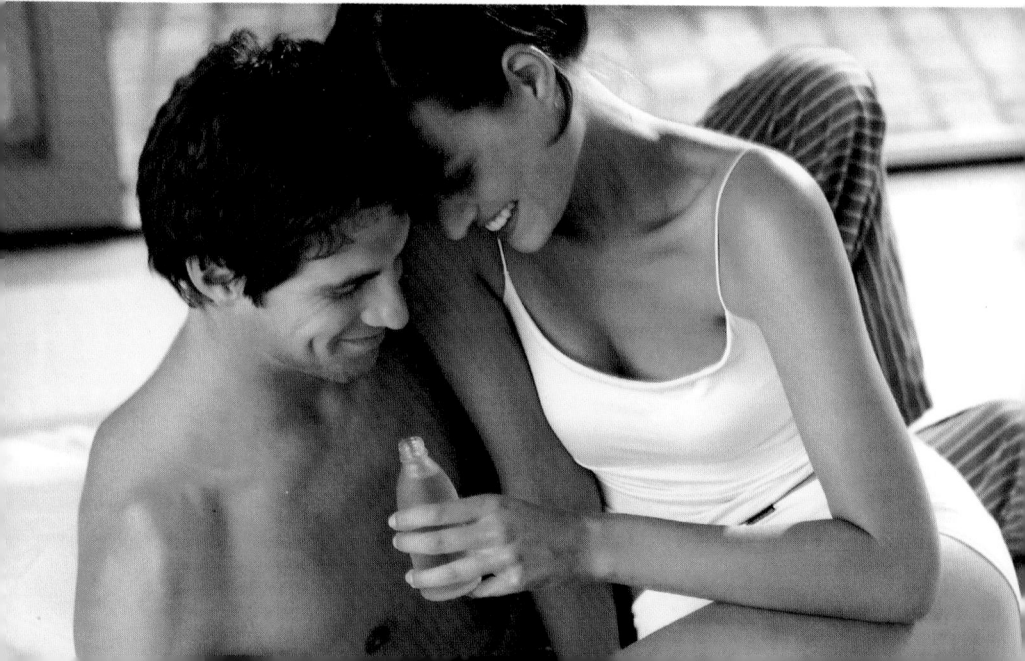

Piernas: Primero suavemente una, luego acariciar la otra pierna hacia abajo y de nuevo hacia arriba, para que la sangre y las linfas refluyan con más facilidad. Será mejor cuanto más frecuentemente se haga. Luego masajear las plantas de los pies con los pulgares en movimientos fijos y giratorios.

Para finalizar, dar friegas a los pies con fuerza, pasar las manos sobre la espalda hacia los hombros y allí dejar descansar las manos un instante.

Shiatsu y acupresión

La mirada hacia el oriente es, sin más, relajante: el shiatsu ("presión con los dedos") es la versión japonesa de la acupresión china.

Las dos tienen una reacción parecida a la acupuntura, o único que, en este caso, se trabaja con las manos y no con agujas.

Mediante la presión de determinados puntos en las vías enérgicas, la meridiana (página 34), los bloqueos se disuelven y la energía (Qi) fluye.

El shiatsu es una terapia preventiva en el mejor de los casos. Muchos japoneses se dejan presionar regularmente para no dar opción a que se formen molestias. Este tipo de masaje es ideal para la gente que sufre agotamiento y cansancio, ya que el shiatsu tranquiliza a la vez que activa el flujo de las energías corporales. Mientras que la acupresión es un remedio "hazlo-tú-mismo" bueno, los tratamientos de shiatsu para los masajistas amateurs son tabú.

Caliente presión de mano

El invierno es muy duro en el norte de China. La gente allí libera sus almas de la depresión temporal o de los "asesinos" del ánimo desde hace tiempo por medio de la acupresión.

➤ Doble aguanta mejor: siempre trate ambas partes del cuerpo.

➤ Un buen punto anímico es la meridiana del corazón, en

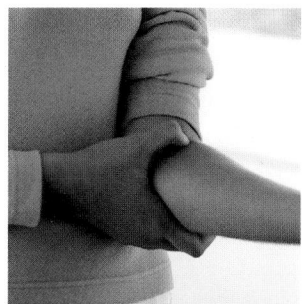

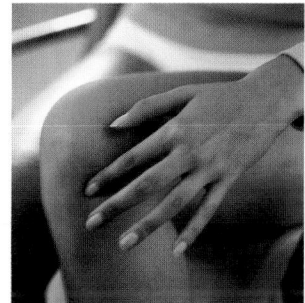

Punto exacto: El buen punto para el ánimo (foto superior), y la acupresión energética MA36 (foto inferior). Acupresione siempre ambos lados del cuerpo.

la curvatura interior del codo. Haga un masaje como mínimo durante tres minutos con la yema del pulgar en movimientos circulares.

➤ MA 36 es un punto en el muslo inferior en la parte

exterior, tres dedos debajo de la rótula. Presiónelo fuertemente durante un minuto con la yema del dedo pulgar.

➤ Luego viene el LU 9. Se encuentra en la articulación exterior de la mano, en la parte del dedo pulgar, en la pequeña profundidad de la dobladura de la articulación. Haga un masaje en esta zona durante dos minutos con la yema del pulgar o con la del índice.

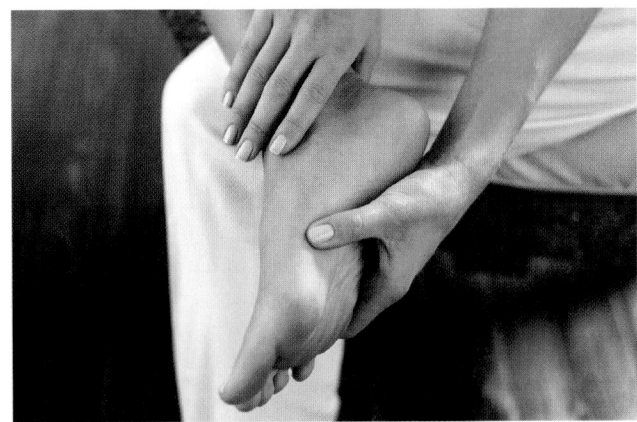

Mucho más que un masaje de pies: los masajes de las zonas reflejas tienen un efecto determinado.

Puntualmente al dormir

Hay puntos de acupresión que envían señales para dormir. Se sitúan en el medio de la frente, en las sienes, en la nuca y justamente debajo del ombligo:

➤ En un vaso pequeño mezcle una cucharadita de aceite de jojoba o de germen de trigo con tres gotas de aceite de lavanda y con este aceite aromático hágase un masaje en movimientos suaves y circulares en las sienes, en la frente y en el vientre por debajo del ombligo.

Masajes en las zonas reflejas

Nuestros pies viajan tres veces alrededor de la Tierra a lo largo del promedio de sus vidas. Hoy por la noche sólo nos deben arrastrar unos metros, hasta el sofá.

➤ Allí la carrera de resistencia espera, en primer lugar una cazuela con agua caliente y una mezcla de tres gotas de aceite de lavanda con una cucharadita de miel.

Después de unos 15-20 minutos los pies vuelven a estar frescos de nuevo. Secarlos bien y aplicarles crema. Acto seguido, los pies pueden soportar una nueva presión con un ligero masaje reflejo en los pies.

Puntos reflejos

Los masajes en zonas reflejas ya se practicaban en la China clásica y en el Egipto de los tiempos faraónicos. El médico americano William Fitzgerald desarrolló la reflexología moderna. Ésta parte de la base que cada parte del cuerpo se ve reflejada en una zona de reflejo en la mano, en la oreja o en el pie. El tratamiento de cada punto individual mejora la función de los órganos subordinados, de las glándulas o de la región corporal, y tiene pequeños efectos asombrosos en el agotamiento, cansancio o estrés.

Masaje en la zona refleja del pie

El masaje de la zona refleja en los pies es la más efectiva. Más de 72.000 vías nerviosas unen nuestros nervios con determinadas zonas de la planta del pie.

Para orientarse: los dedos de los pies se corresponden con la cabeza, los talones con la pelvis, el empeine del pie con la columna vertebral, los cantos exteriores con las extremidades.

➤ Es suficiente con hacer un masaje en la zona refleja durante aproximadamente medio minuto.

Un uso terapéutico queda naturalmente en manos de los expertos. Quien no tenga conocimiento, debería realizar estas presiones con mucho cuidado. O estimular las zonas reflejas con un rodillo de masaje. Pero podemos atrevernos a hacer un par de tocaduras. Lo importante es detenerse cuando duele.

➤ Las zonas reflejas de la columna vertebral están situadas en la parte interior del pie y terminan a un dedo de los talones. Hacer el masaje en movimientos circulares y suaves, en sentido ascendente y descendente.

➤ El cuello y la nuca reaccionan al presionar el dedo grande del pie, justamente allí donde usted pasa la mano por los abultamientos.

➤ Un punto de presión con un efecto completamente mágico es el hoyuelo que hay en medio de la planta del pie, justo debajo de los abultamientos. Con movimientos circulares con el pulgar en esta zona se estimula el plexo solar.

Toque mágico indio

Para que pueda ver al día siguiente cómo de relajante fue el acabar el trabajo, hay

┌truco:┐

PASEO POR GUIJARROS

Muchos trabajadores japoneses van a pasear descalzos durante la pausa del mediodía por los alrededores, por encima de caminos especiales naturales. Una marcha de cinco minutos de este tipo hace un masaje a las zonas reflejas de los pies y mediante ello activa todos los órganos del cuerpo.

➤ Para reproducir: Rellene el suelo de una bañera de plástico unos 5 cm de alto con piedras de guijarro o granulado grueso. Entre descalzo y pise unos minutos en el lugar. Ponga atención en que los pies puedan andar normal.

Una alternativa es que en vez de ponerlo en la bañera, lo haga con una toalla grande. Ponga piedras encima y camine.

➤ Si le requiere mucho trabajo, puede conseguir una bola para masajes con púas de goma, sentarse cómodamente en el sofá y dejar rodar los pies un par de veces sobre las motas.

un par de toques mágicos de la India para la cara. En ello se tocan los llamados Puntos-Marma, zonas reflejas que influyen positivamente en la energía corporal. La cara contiene más brillo y las pequeñas arrugas se alisan.

Todo lo que necesita para ello son dos gotas de aceite de almendra que se calienta frotando las palmas de las manos. Los dedos deben quedar tan aceitosos que deben resbalar sin problema alguno al pasarlos por la piel.

➤ Esto relaja y alisa las zonas de los ojos y de la frente: primero tomar la ceja derecha y luego la izquierda entre el dedo índice y el pulgar, y apretar ligeramente en forma sinuosa desde dentro hacia fuera. El dedo índice queda en la parte superior de la cuenca del ojo. Realizarlo dos veces por lado.

➤ Esto hace ojos brillantes: la mano izquierda tira el flequillo hacia atrás, el dedo pulgar y el índice rodean la frente y la tensan ligeramente. El índice derecho está en el ángulo derecho interior del ojo y acaricia suavemente a lo largo del hueso de debajo del ojo hasta el ángulo exterior. Allí, el dedo índice presiona en distancias regulares y ligeras, en conjunto cuatro veces. Repetir tres veces, luego cambiar de lado.

➤ Esto irriga y mejora la tensión muscular: ponga las dos manos en las sienes, los pulgares están entre el labio inferior y la punta de la barbilla y hacen pequeños círculos. Luego van dos centímetros más abajo hacia el reborde de la cara; acariciar desde allí en movimientos circulares hasta la altura del ángulo de la boca. Repetir tres veces por tocadura.

truco:

MASAJE PROPIO HACIA LA SUERTE

Cuando los coreanos se desean suerte los unos a los otros, se dicen: "Que se encuentren muchos cerdos en tu sueño". En realidad, si se les aparecen los animales rosados, los soñadores creen en un buen presagio. Antes de ir a dormir, este masaje coreano debería abrir el camino al sueño de la suerte. Lo que es seguro es que los toques relajan el cuerpo y favorecen el sueño. Sólo esto ya hace feliz.

➤ Frotar fuertemente las palmas de las manos la una con la otra 36 veces.
➤ Frotar ambos antebrazos con la mano correspondiente 36 veces.
➤ Frotar las plantas de los pies la una con la otra 36 veces.
➤ Frotar la nuca con la mano derecha e izquierda 36 veces.
➤ Frotar de manera intermitente y transversalmente la zona entre la nariz y el labio superior con la mano derecha e izquierda 36 veces.
➤ Frotar 36 veces el vientre con la mano derecha y con la mano izquierda en la dirección de las agujas del reloj.

¡Buenas noches!

El sueño es una cosa misteriosa. Los investigadores pasan 1.001 noches sin dormir para seguirle la pista. Lo que es seguro es que ensimismarse en pensamientos no favorece precisamente el sueño. Cuando en el cine de la cabeza amenazan películas relacionadas con temas como "cuenta de giros al descubierto" o "extraña mirada del jefe", debemos desconectar. Entonces viene la tranquilidad. Garantizado.

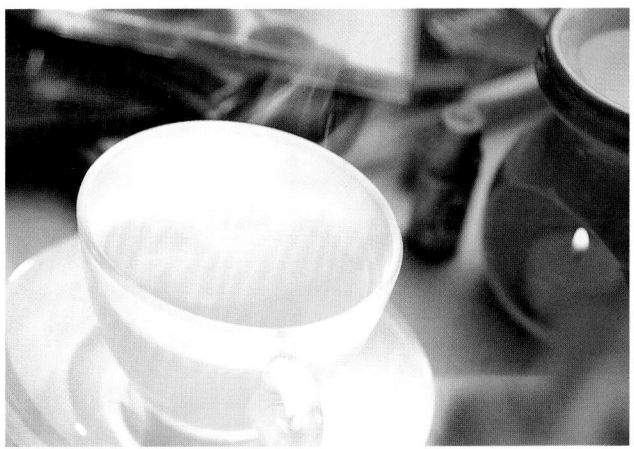

Con el té adecuado la noche está salvada y el sueño profundo.

Una vez alrededor del mundo

De este viaje de fantasías no regresa nunca ningún pensamiento: Su cabeza es la estación, los pensamientos son los viajantes.

➤ Está relajado en la cama y se imagina el gentío en la vía del tren. Observe cada viajero antes de que suba al compartimiento. Todos están dentro, deje partir al tren y sígalo a través del paisaje. Pasando a través de los campos, de los bosques, pequeñas ciudades, encima de los puentes, hasta que se canse de seguir al tren.

Té para uno

➤ La tila son sueños científicamente probados. Suavizan y favorecen dulces sueños. La receta: añadir una cucharadita bien llena en un filtro con agua hirviendo y dejar reposar siete minutos.

➤ Quien por la noche come bien debería permitirse un té digestivo. El pasto limón ayuda en los trabajos de purificación: añadir una cucharada de té por taza y dejar reposar ocho minutos.

Untura para los pies

Este truco para dormir tiene 5.000 años y proviene de la medicina naturista india de Ayurveda:

➤ Caliente dos cucharadas de aceite de sésamo en la bañera y hágase un masaje en los pies con el aceite tibio.

Seguidamente, ponerse los calcetines, ponerse en la cama y a dormir como un bebé.

Buscar, encontrar

Índice de alfabético

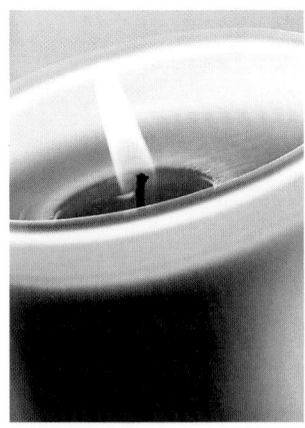

¿Qué necesita?

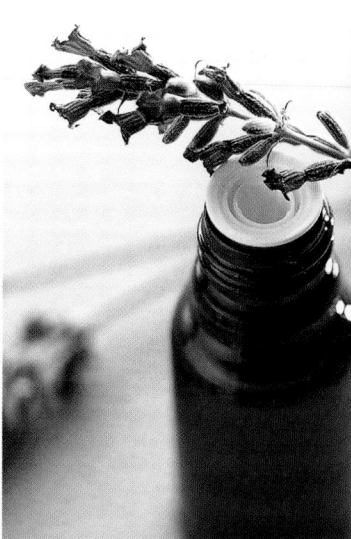

La autora

Susanne Faust y Carolin Lockstein trabajaron muchos años en redacción y trabajan desde 1997 en Faust & Lockstein. Sus temas son el bienestar, belleza y salud. El lado más específico de sus trabajos las relaciona con artistas del mercado musical y cinematográfico. Sus entrevistas y reportajes aparecen en revistas y periódicos de todas las editoriales alemanas.

Información útil

Se han buscado con mucho cuidado los consejos que se han dado en el libro y se han llevado a la práctica. Todas las lectoras y lectores estan invitados a decidirse por ellos mismos y hasta qué punto quieren llevar a la práctica los estímulos. La autora y la editorial no tomarán ninguna responsabilidad por los resultados.

Fotografías

Producción:
Fotostudio Manfred Jahreiß
Estilismo: Jeanette Heerwagen van Praag

Otras fotos:
GU/Tom Roch pág. 45; Banco de imágenes pág. 7; Photonica pág. 23 li-o; Primavera pág. 21 re-o; Peter Samuels pág. 34

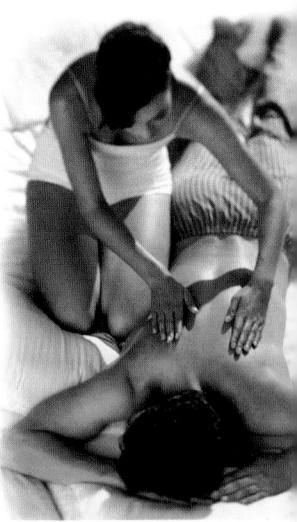

Créditos

Copyright © EDIMAT LIBROS, S. A.
C/ Primavera, 35
Polígono Industrial El Malvar
28500 Arganda del Rey
MADRID-ESPAÑA

Publicado originalmente con el título Chill Out.
©2002 por Gräfe und Unzer Verlag GmbH, Munich
Derechos de propiedad intelectual de la traducción a español: 2002 © por Edimat Libros

Colección: Sentirse bien
Título: Chill out, relajarse y refrescarse
Autor: Carolin Lockstein/Susanne Faust
Traducción realizada por: Traduccions Maremagnum MTM
Impreso por: COFÁS

ISBN: 84-9764-266-X
Depósito legal: M-29509-2003

IMPRESO EN ESPAÑA – PRINTED IN SPAIN